MÉMOIRE

SUR

L'ANATOMIE ET LA PHYSIOLOGIE

DU CORPS THYROÏDE

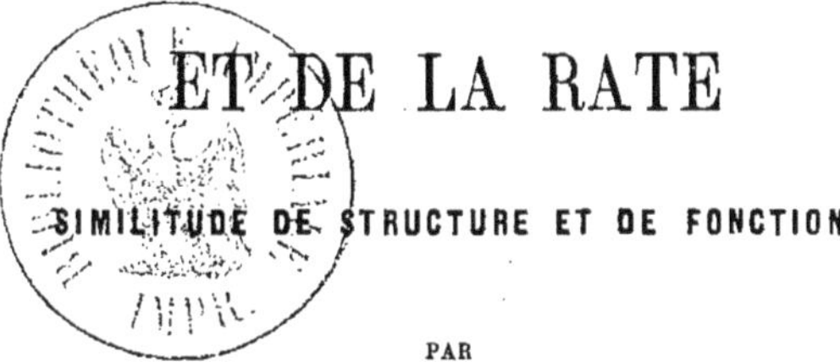

ET DE LA RATE

SIMILITUDE DE STRUCTURE ET DE FONCTION

PAR

LE DOCTEUR RICOU,

Médecin aide-major de 1re classe au 3e bataillon de chasseurs à pied.

Scripsi quod vidi aut videre credidi.

PARIS

LIBRAIRIE DE LA MÉDECINE, DE LA CHIRURGIE ET DE LA PHARMACIE MILITAIRES

VICTOR ROZIER, ÉDITEUR,

75, RUE DE VAUGIRARD, 75,

Près la rue de Rennes.

1870

A MON PÈRE ET A MA MÈRE,

A LA MÉMOIRE DE MON ONCLE JEAN ROMBAUD,

PROPRIÉTAIRE;

A MON ONCLE LE DOCTEUR ROMBAUD,

EX-PROSECTEUR DES HÔPITAUX DE PARIS

(1858-1862);

Témoignage de ma profonde gratitude.

Paris. — Imprimerie de COSSE et J. DUMAINE, rue Christine, 2.

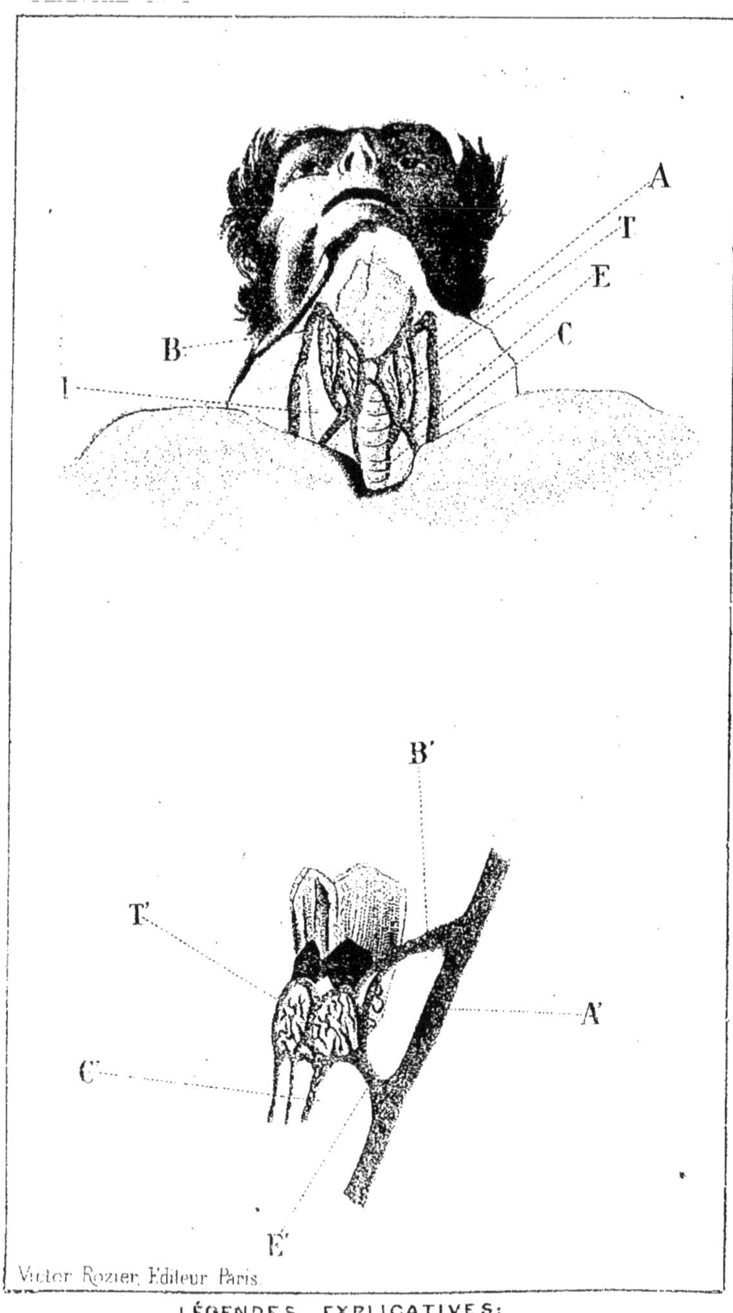

LÉGENDES EXPLICATIVES:

T Corps thyroïde.
A Veine jugulaire interne
B Canal veineux récurrent jugulo-thyroïdien
E Tronc veineux thyroïde-jugulaire
C Tronc veineux thyroïdo-brachio-céphalique.
I Artère carotide primitive

T' Corps thyroïde pris de profil.
A' Veine jugulaire interne gauche
B' Canal veineux récurrent jugulo-thyroïdien.
C' Troncs veineux thyroïdo-brachio-céphaliques
E' Tronc veineux thyroïdo-jugulaire.

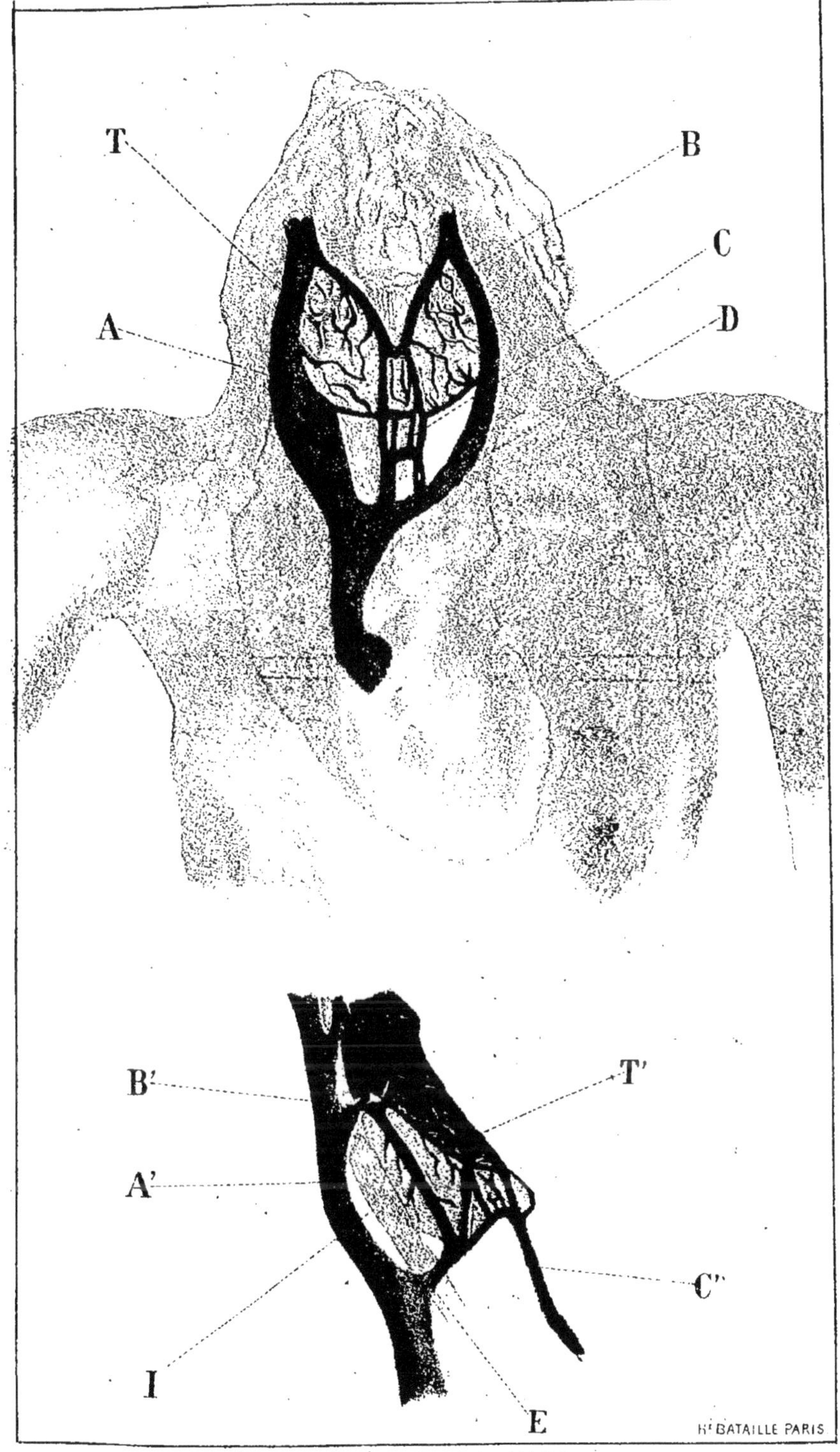

LÉGENDES EXPLICATIVES:

T Corps thyroïde
A Veine jugulaire interne
B Canal récurrent jugulo-thyroïdien
C Tronc veineux thyroïdo-brachio-céphalique
D Tronc veineux brachio-céphalique.

T' Corps thyroïde pris de profil
A' Veine jugulaire interne
B' Canal récurrent jugulo-thyroïdien
C' Tronc veineux thyroïdo-brachio céphalique
E Tronc veineux thyroïdo-jugulaire.
I Artère carotide primitive

MÉMOIRE

SUR

L'ANATOMIE ET LA PHYSIOLOGIE

DU CORPS THYROÏDE ET DE LA RATE

SIMILITUDE DE STRUCTURE ET DE FONCTION.

Pour bien comprendre ce qui se passe dans le corps thyroïde malade et devenu ce qu'on est convenu d'appeler goîtreux, il faudrait d'abord savoir ce qui s'y passe quand il est sain, autrement dit, connaître préalablement sa fonction régulière pour pouvoir concevoir sa fonction irrégulière ou sa maladie, afin de bien saisir le rapport qui existe entre le premier et le second de ces deux états. Or, avouons-le humblement, c'est cet état physiologique du corps thyroïde si utile à connaître, qu'il est très-regrettable de ne pas connaître encore. Dans une thèse sur l'anatomie et la physiologie des glandes vasculaires sanguines, soutenue pour l'agrégation à la Faculté de médecine de Paris, le huit août mil huit cent soixante, par M. le docteur Liégeois, l'auteur s'exprime ainsi à la première page :

« La thyroïde, le thymus, la rate et les capsules surrénales, dit Henle, *Traité d'anatomie générale* (t. II, p. 578), ont cela de commun que leur structure intime et leurs fonctions sont totalement ignorées... »

A la page 447 du tome troisième de la dernière édition

de son *Traité d'anatomie descriptive*, M. le professeur Sappey, l'un des plus grands anatomistes modernes, dit, après avoir défini le corps thyroïde :

« Ses fonctions, comme celles de toutes les glandes vasculaires sanguines, sont encore inconnues. »

Comment donc comprendre la conséquence sans avoir à sa disposition pour point d'appui le principe qui doit y conduire? *Telle est la difficulté.*

C'est dans l'intention de l'aplanir sinon de la lever tout à fait que depuis mil huit cent soixante-quatre toutes les fois que l'occasion s'est présentée, à force de recherches anatomiques et physiologiques sur le sujet, nous avons cherché à pénétrer le mystère de la fonction du corps thyroïde et à nous en faire une idée logique avec la persuasion de nous voir conduire forcément à la connaissance de la maladie connue sous le nom de goître par la connaissance de la fonction thyroïdienne, parce que le plus souvent *de l'état physiologique à l'état pathologique il n'y a qu'un pas.*

L'idée de nous occuper de la fonction du corps thyroïde nous fut suggérée par l'observation d'un phénomène qui nous a presque continuellement frappé toutes les fois que de 1864 à 1866, en Afrique, il nous a été donné d'observer des congestions cérébrales, et elles sont fréquentes dans ce pays. Ce phénomène est la congestion momentanée du corps thyroïde se produisant visiblement, quoique d'une façon légère, alors que la congestion intra-crânienne et faciale disparaissant, le malade revenait pour ainsi dire à la vie. Cette congestion thyroïdienne, souvent apparente et toujours accusée par un sentiment de constriction du cou, qui faisait dire au malade : *Il y a quelque chose qui me serre là*, en portant la main au niveau du corps thyroïde, nous parut être :

Une prévision de la nature dans la fonction du corps thyroïde devant ainsi avoir pour mission biologique de commencer par sa congestion la dissipation de toute congestion cérébrale.

Le corps thyroïde devenait ainsi l'organe de sûreté de l'organisme, devant se prêter par sa fonction au dégorgement intra-crânien et prévenir l'apoplexie, qui sans cela très-souvent aurait compromis l'existence humaine. Cette interprétation toute théorique, quoique rationnelle, avait besoin de recevoir la sanction de faits probants. Il ne nous a pas été donné d'en obtenir plus de deux jusqu'à présent.

Le premier est un cas de trachéotomie pratiqué par M. Tedeschi, médecin-major de 1re classe, auquel je servais d'aide à l'hôpital militaire de Tenez, le 23 novembre 1865, sur une femme arabe de 35 ans (Alia-ben-y-a-Coubi), affectée d'un violent accès de suffocation occasionné par des végétations vénériennes de l'arrière-gorge. La malade guérit parfaitement. Durant ce cas, la veine thyroïdienne supérieure gauche fut coupée. *L'orifice inférieur du bout supérieur adhérent à la veine jugulaire interne continua de donner du sang pendant que l'orifice supérieur du bout inférieur adhérent au corps thyroïde cessa de baver*. Quelques instants après, une ligature arrêtait l'hémorrhagie du bout supérieur. *Le sang venait donc de haut en bas de la veine jugulaire interne dans le corps thyroïde, et non de bas en haut de celui-ci dans la veine jugulaire, comme l'admettent les auteurs.*

Le second fait probant est : l'atrophie de la veine thyroïdienne supérieure gauche, réduite à l'état de cordon fibreux, chez un sous-officier du génie nommé Chaudron, mort dans le courant de mai 1865 à l'hôpital du Dey d'Alger (salles de M. le médecin-major Ferraton, mon chef de service), pour un cancer énorme de la glande sous-maxillaire gauche. MM. l'inspecteur Périer, alors médecin en chef de la division, et les médecins-majors Ferraton et Cocud étaient présents à l'autopsie. Il y avait compression forcée de tous les vaisseaux de l'extrémité supérieure du cou et surtout de la veine jugulaire interne. *Cette veine, ne recevant plus de sang ou très-peu, ne pouvait plus en céder à la veine thyroïdienne supérieure gauche, laquelle devait s'atrophier ne fonctionnant plus. Par contre, la veine thyroïdienne du côté droit était augmentée dans son calibre, et le lobe correspondant était hypertrophié.*

Dès lors, les phénomènes de congestion thyroïdienne observée, aidés de ces deux faits probants, nous laissèrent dans l'esprit la conviction profonde que les veines thyroïdiennes supérieures faussement dénommées sont de vrais canaux récurrents jugulo-thyroïdiens ayant pour attribution physiologique d'emplir le corps thyroïde d'une ondée de reflux veineux. Dès ce moment, nous rappelant cette phrase de la page 11 de l'avant-propos du *Traité d'anatomie* de M. le professeur Cruveilhier : « Pourquoi ignorons-nous complétement les usages du thymus, du corps thyroïde et des capsules surrénales? N'est-ce pas parce que leur structure est complétement inconnue? » nos recherches anatomiques eurent désormais pour objet l'étude de cette structure. La connaissance approfondie de la texture veinoso-aponévrotique qui la constitue essentiellement, et du mode d'intervention de celle-ci dans la fonction du corps thyroïde, en a été le résultat.

La première partie de cette texture étant veineuse, a trait à des rapports musculo-veineux d'abord qui sont extra-thyroïdiens, puis à des rapports exclusivement veineux, ensuite, qui sont supra et intra-thyroïdiens. Nous commençons par les premiers, après définition indispensable du corps thyroïde. Avant tout, comment le définir? C'est un organe d'apparence glanduleuse de couleur rouge-brique situé à l'union du tiers inférieur de la face antérieure du cou avec ses deux tiers supérieurs, et couché en croissant à concavité supérieure au-devant des premiers anneaux de la trachée et de la partie inférieure du larynx. Dans cette situation, des liens aponévrotiques assurent la fixité de sa position. Sa forme se rapproche assez géométriquement de celle d'un cube des faces latérales duquel se détacheraient par la base deux triangles ou plutôt deux pyramides sphériques dont le sommet se porterait en haut et en dehors. Ces deux formes géométriques combinées simulent le croissant à concavité supérieure. Le cube médian représente l'isthme des auteurs. Les pyramides latérales configurent ce que l'on appelle lobes ou cornes du corps thyroïde. D'après M. le docteur Legendre et nous-même, le poids du corps thyroïde est en moyenne de 40 à 50 grammes. L'hypertrophie, comme tout engorgement aigu ou chronique de cet organe, en a toujours imposé pour ce que l'on est convenu encore d'appeler goître sans savoir ce qui le constitue essentiellement.

Laissant à l'anatomie descriptive le soin de détailler tous les rapports de l'organe qui nous occupe, nous n'insisterons d'abord que sur les liaisons veineuses et musculaires qui pour sa fonction, à notre avis, ont une importance capitale. Celles-ci s'adressent généralement à tous les muscles inspirateurs du cou et spécialement aux sterno-thyroïdien, sterno et omo-hyoïdiens qui lui sont adjoints aponévrotiquement en avant et sur les côtés. Celles-là, qui semblent faire de l'organe thyroïdien une annexe du système veineux descendant, se rapportent aux veines jugulaires internes, avec lesquelles les conduits veineux sus et sous-thyroïdiens ont six points principaux de contact : les deux premiers à l'origine des canaux jugulo-thyroïdiens, les quatre suivants à l'embouchure des veines thyroïdiennes moyennes et inférieures des auteurs.

L'anastomose d'une branche jugulo-thyroïdienne avec la jugulaire antérieure ainsi que l'embouchure de la veine maxillaire externe un peu au-dessus de l'origine des canaux recurrents, ont attiré en outre vivement notre attention. Ces deux dernières veines nous ont paru ainsi transformées en vrais tubes de sûreté devant se prêter, dans un embarras circulatoire, au reflux sous-cutané du cou et de la face après que le corps thyroïde aurait été empli surabondamment.

Ces rapports veineux étant connus, si on ouvre avec le scalpel longitudinalement les conduits sus et sous-thyroïdiens, on n'aperçoit pas de valvules de prime abord. Aussi ce fait nous explique-t-il pourquoi M. le professeur Sappey, parlant de ces conduits sous le nom de veines, à la page 453 de sa *Splanchnologie*, s'exprime ainsi : « Aucune de ces veines ne présente de valvules. » Cette assertion ne nous paraît plus exacte depuis la fin de décembre 1866, époque à laquelle, après incision des parois du canal sous-thyroïdien à son embouchure brachio-céphalique, nous fûmes assez heureux pour redresser avec la pointe du scalpel trois grosses valvules en nid de pigeon, et les voir nettement. Ce sont elles qui arrêtaient une injection ascendante que nous voulions faire pénétrer dans le corps thyroïde. Ce fut pour nous une petite découverte, mais qui exerça une grande influence sur l'encouragement de nos recherches ultérieures. Plusieurs fois il nous fut possible encore, à l'amphithéâtre de Limoges, de reconstater l'existence de ces valvules en présence de MM. les docteurs Boudet, chef des travaux anatomiques, et Bleny fils, prosecteur. Avec bonheur j'exprime aujourd'hui à toute l'école de cette ville et à ces chers confrères mes remercîments pour la bienveillance avec laquelle ils ont mis pendant un an à la disposition de mes recherches le matériel et une partie des sujets de leur amphithéâtre. L'existence des valvules découvertes acquit dès lors par-devers nous une grande importance à raison de la barrière qu'elles doivent opposer à une ondée de reflux verticalement ascendante dans le corps thyroïde, *le canal veineux sous-thyroïdien nous paraissant créé pour recevoir de haut en bas l'ondée de reflux après expression thyroïdienne et non pour la transmettre de bas en haut.*

Si, d'autre part, on pratique des incisions transversales sur les mêmes canaux, on constate qu'ils restent béants comme les veines sus-hépatiques. Cette particularité n'avait pas échappé à l'illustre professeur Bérard, qui le premier la rapporta à sa vraie cause (adhérence intime des parois veineuses aux lames aponévrotiques du cou).

Maintenant, il nous paraît seulement logique d'aborder la question des rapports exclusivement veineux supra et intra-thyroïdiens. De ceux-ci, les premiers sont contigus à la surface du corps thyroïde, les seconds pénètrent dans son épaisseur. Tous concourent à constituer sa trame de tissu veineux par les ramifications successives qui, augmentant progressivement en nombre et diminuant en calibre, font suite aux divisions des canaux récurrents jugulo-thyroïdiens dont les derniers ramuscules, réduits à la tunique interne des canalicules, aboutissent aux granulations thyroïdiennes. Pour avoir une idée nette de la façon dont est constituée la trame veinoso-thyroïdienne, il devient indispensable, de leur origine à leur terminaison, de suivre les canaux récurrents qui l'engendrent pour ainsi dire dans leur trajet.

Partis de la paroi interne des veines jugulaires, les canaux récurrents, après un trajet oblique en bas et en dedans de deux ou trois centimètres, atteignent le sommet de la pyramide sphérique que configure à peu près chaque lobe thyroïdien. Là, ils se divisent le plus souvent en cinq rameaux primaires dont quatre simulant les côtés de la pyramide encadrent le lobe duquel le cinquième rameau représente l'axe. Au voisinage de la ligne médiane ont lieu cinq anastomoses par inosculation entre les côtés qui se rencontrent deux à deux. Quatre rameaux anastomotiques antéro-postérieurs limitent en haut et en bas les faces latérales du cube auquel par définition a été assimilé l'isthme thyroïdien. De la partie médiane de ces rameaux se détachent des branches secondaires qui pénètrent le tissu thyroïdien pour venir s'anastomoser avec les rameaux primaires centraux. Constituant ainsi la grande charpente anastomotique du corps thyroïde, ces rameaux primaires, qui en représentent les branches de soutènement, s'envoient réciproquement des anastomoses de plusieurs ordres : celles de la périphérie, en général perpendiculaires ou légèrement obliques à leur direction, subdivisent la surface de l'organe thyroïdien en une foule de petits losanges d'apparence veineuse dont l'ensemble offre l'aspect d'un vrai treillage vasculaire. Celles qui proviennent du rameau central ayant une direction centrifuge arrivent aux angles des losanges précités pour les transformer en pyramides quadrangulaires dont la base est à la surface thyroïdienne et le sommet sur un point de l'axe de la pyramide lobaire.

A leur tour, des angles des ramifications veineuses de la surface partent des branches à direction centripète qui envoient des subdivisions successives jusqu'au pourtour du rameau primaire central où les plus ténues constituent par leur ensemble la base d'une pyramide dont le sommet cette fois est sur un point de la périphérie du corps thyroïde. Toutes ces divisions et subdivisions successives des rameaux primaires segmentent le volume total du corps thyroïde en un nombre très-considérable de pyramides d'aspect veineux qui sont inversement juxtaposées.

C'est dans l'espace qu'elles circonscrivent par leurs côtés que se trouve semé pour ainsi dire le tissu thyroïdien, vrai parenchyme granuleux que semblent engendrer les dernières subdivisions jugulo-thyroïdiennes. Aux granulations périphériques paraissent plus spécialement aboutir les dernières divisions émanées du rameau primaire central, et aux granulations centrales, plutôt celles émanées de la périphérie.

Le nombre des subdivisions successives de la périphérie au centre, et réciproquement, avant d'arriver à la granulation thyroïdienne par le plus petit ramuscule jugulo-thyroïdien réduit à sa tunique interne, nous a paru être de huit à dix. De la granulation thyroïdienne au tronc veineux sous-thyroïdien, les premières radicules des canaux veineux efférents parcourent à peu près un même nombre d'anastomoses successives qui par fusion des racines anastomosées donnent une racine résultante de plus en plus considérable jusqu'à ce qu'elles se réduisent aux troncs thyroïdo-brachio-céphalique et thyroïdo-jugulaire. L'existence de ces derniers n'est pas constante.

Les pyramides formées de tissus veineux ne sont pas toujours juxtaposées; assez souvent elles s'enchevêtrent en sens inverse de façon que le sommet de l'une vienne passer par la base de l'autre en faisant les deux axes se confondre. Dans leur juxtaposition, comme dans leur enchevêtrement, elles ne sont pas immédiatement appliquées et contiguës par les faces ou les parties de leurs faces correspondantes. Entre elles cheminent de vrais réseaux vasculo-nerveux qui contiennent les éléments de nutrition, d'innervation et de désimplétion des granulations thyroïdiennes. Les premiers sont représentés par les ramuscules artériels, les seconds par les filets nerveux des laryngés et grand sympathique ainsi que les lymphatiques, et les troisièmes par les premiers radicules des canaux veineux efférents sous-thyroïdiens. D'une part, ce réseau ne reste pas intermédiaire aux pyramides; il envoie des réseaux plus petits qui gagnent leur profondeur et semblent venir englober les granulations thyroïdiennes. D'autre part, de ses mailles naissent de petits vaisseaux qui viennent s'aboucher dans les premières radicules des troncs veineux efférents, et semblent ainsi leur imposer l'obligation de rendre au torrent veineux descendant et le sang exprimé des granulations, et le sang artériel qui en servant à leur nutrition a été transformé en sang veineux. A notre avis, ces petits vaisseaux seuls méritent le nom de veinules thyroïdiennes. Ce sont de vrais vasa vasorum.

Ces données vasculaires étant connues, pour avoir une idée de la disposition de l'ensemble, nous comparerons assez volontiers le tronc veineux afférent jugulo-thyroïdien et ses deux troncs veineux efférents avec leurs dépendances à trois cerisiers opposés par leurs ramifications qui s'entrecroisent en tous sens à l'époque de la maturité du fruit. La comparaison ne devient approximativement juste qu'à la condition d'admettre que le supérieur seul porte des cerises dont chacune d'elles appendue à son pédicule naturel envoie par un point opposé un pédicule au ramuscule le plus voisin d'un des cerisiers inférieurs. Qu'on nous permette allégoriquement de supposer le branchage de ces trois arbres enlacé d'un vrai réseau de plantes grimpantés qui en représentent les vaisseaux de nutrition ; et on aura une comparaison grossière mais à peu près juste de la disposition d'ensemble de la partie fonctionnelle et nutritive du corps thyroïde : telle est l'idée conclusive à laquelle nous ont conduit nos recherches. Il n'est pas besoin d'indiquer que les cerises représenteraient les granulations ou vésicules thyroïdiennes, le pédicule supérieur le dernier ramuscule jugulo-thyroïdien et le pédicule inférieur la première des radicules des canaux veineux thyroïdo-jugulaire et thyroïdo-brachio-céphalique.

Tous les canaux veineux et vaisseaux de nutrition sont contenus dans une gaîne aponévrotique formée de deux ordres de fibres, circulaires et longitudinales, qui leur sont immédiatement superposées. C'est surtout aux premières que nous paraît dévolue la mission d'exprimer le canal veineux qu'elles circonscrivent et la vésicule thyroïdienne sur laquelle elles se prolongent en se croisant en tous sens de façon à l'englober dans une sphère exclusivement celluleuse.

Une particularité vasculaire que nous tenons à faire ressortir avant d'entamer la deuxième partie de la texture du corps thyroïde (question aponévrotique), c'est le trajet fréquemment indépendant de celui des artères, que suivent les canaux jugulo-thyroïdiens. Ce fait n'a pas lieu vis-à-vis des veines exclusivement nutritives qui incessamment accompagnent les artères. Les canaux veineux récurrents dérogent donc à une loi anatomique. La raison nous paraît toute simple en ce sens que, n'étant pas des veines de nutrition, ces canaux n'ont pas à subir les conditions anatomiques que la nature impose à ces dernières.

Telles sont les données anatomiques que nous ont fournies nos recherches sur la question veineuse du corps thyroïde.

Quant à l'enveloppe aponévrotique du corps thyroïde, elle doit être envisagée :

1° En elle-même, comme membrane fibro-celluleuse ;

2° Dans ses rapports extra-thyroïdiens avec les aponévroses circonvoisines ;

3° Dans ses rapports intra-thyroïdiens avec les filaments qui, venus de la surface celluleuse des vésicules thyroïdiennes, après additions successives, viennent se grouper aux angles des mailles qui la constituent.

Envisagée en elle-même, cette enveloppe fibro-celluleuse est tramée en vraie gaze aponévrotique toujours dépourvue de graisse et formée d'un tissu de mailles très-serrées, des angles desquelles se projettent dans l'intérieur du corps thyroïde des filaments aponévrotiques résistants. Son apparence n'a rien de semblable à celle des enveloppes fibreuses des viscères, particularité qui avait fait dire à l'anatomiste Lauth que la glande thyroïde n'est pas enveloppée par une tunique propre. Nos recherches nous ont démontré que cet anatomiste distingué, à l'opinion duquel nous nous rangeons d'une part, allait trop loin de l'autre en s'exprimant ainsi ; car, si le corps thyroïde n'a pas d'enveloppe fibreuse qui lui soit propre, il possède une membrane fibro-celluleuse spéciale. Celle-ci nous a paru n'être, en haut, en avant et sur les côtés, qu'une dépendance de l'aponévrose omo-claviculaire de M. Richet, et de l'aponévrose thyro-péricardique du même auteur en arrière. Sous de telles dépendances, ou plutôt sous de telles connexions, la nature fibro-celluleuse de cette membrane répond à deux attributs physiologiques distincts : par ses éléments celluleux, elle maintient dans leur rapport naturel les parties constituantes du corps thyroïde ; par ses fibres, elle leur transmet l'impulsion de tiraillement qu'elle reçoit de la contraction des muscles inspirateurs du cou par l'intermédiaire des aponévroses précitées.

Englobant le corps thyroïde, qu'elle coiffe pour ainsi dire sur tous les points de sa périphérie, cette membrane a des connexions extra et intra-thyroïdiennes. Les premières sont : 1° sur les côtés et en haut, des dépendances de l'aponévrose omo-claviculaire, de M. Richet ; 2° en arrière et en bas, des connexions de l'aponévrose thyro-péricardique, du même auteur ; 3° en avant, des feuillets qui lui viennent de la face profonde de l'aponévrose cervicale superficielle. Des lames de connexion, l'antérieure, composée de deux feuillets, part de la ligne médiane de l'enveloppe thyroïdienne, se dédouble pour former successivement une gaîne aux muscles sterno-thyroïdien, sterno-hyoïdien, et venir, après réunion de ses deux feuillets, s'insérer sur la ligne blanche cervicale antérieure.

Les postérieures se présentent sous deux formes. Les unes, vrais tractus fibreux résistants, vont s'attacher perpendiculairement sur les parties médiane et latérales de la trachée, après avoir perforé pour ainsi dire la membrane thyro-péricardique, qui, par sa face profonde, forme une gaîne en gouttière à concavité postérieure, à la trachée et à l'œsophage. Les autres, conservant la forme lamellaire, viennent se confondre avec les fibres de la gouttière trachéo-œsophagienne, et vont avec elle s'attacher aux apophyses transverses du cou.

Les lames supérieures et inférieures méritent de fixer l'attention d'une façon particulière. Parties des côtés qui limitent la face supérieure et inférieure de l'isthme thyroïdien, elles se dirigent, les supérieures en haut et les inférieures en bas. Les premières circonscrivent un espace pyramidal à base inférieure, jusqu'à l'os hyoïde, auquel elles vont s'insérer en se confondant avec la partie supérieure de la membrane omo-claviculaire. Elles enveloppent la pyramide thyroïdienne de l'anatomiste Lalouette, qui le premier a bien remarqué sa conformation extérieure.

Les secondes circonscrivent un espace identique à base supérieure, cette fois, et à sommet très-allongé qui sous forme de tractus fibro-celluleux se prolonge en bas jusque sur le péricarde et la face supérieure du diaphragme, derrière l'appendice xiphoïde. Le tronc thyroïdo-brachio-céphalique représente approximativement l'axe de cet espace pyramidal.

Au moment où cette pyramide fibro-celluleuse passe derrière la partie postérieure de la ceinture osseuse qui limite en haut et en avant la poitrine, elle envoie de nombreux filaments d'insertion en avant, sur la clavicule, le sternum, la première côte, et en arrière sur la gaîne traché-œsophagienne. Les antérieurs, très-nombreux et juxtaposés parallèlement, simulent souvent une membrane aponévrotique. A notre avis, ce sont eux qui alors constituent très-probablement le diaphragme cervico-thoracique de Degrusse.

Les lames latérales, membranes régulières, se détachent de l'enveloppe générale sur les côtés des lobes pour venir se confondre avec l'aponévrose omo-claviculaire et s'attacher avec elle sur la partie tendineuse surtout des muscles omo-hyoïdiens.

Si, après avoir étudié l'enveloppe fibro-celluleuse en elle-même et dans ses rapports extra-thyroïdiens, on cherche avec la main à la décoller de la surface thyroïdienne, on y parvient facilement, mais après rupture d'un nombre infini de filaments résistants qui, de la profondeur de l'organe thyroïdien, viennent se grouper aux angles de ses mailles. Des coupes progressives dans la profondeur du tissu permettent de constater une diminution graduelle dans l'épaisseur de ces fils aponévrotiques. L'énucléation des granulations avec la pointe du scalpel dans un corps thyroïde desséché fait éprouver à la main une résistance analogue à celle d'une touffe de chanvre très-fin dans laquelle on essaierait de promener la lame de l'instrument en raclant. Cette résistance va croissant à mesure qu'on approche des rameaux primaires. Ce fait semble indiquer que parmi les filaments mentionnés les uns enlacent les pyramides d'apparence veineuse qui ont leur tronc d'émergence au centre, et les autres, celles qui l'ont à la périphérie. L'homogénéité du tissu thyroïdien paraît en être une seconde indication.

De telles données d'observation nous ont conduit à des conjectures, que nous allons développer, sur la loi de distribution aponévrotique intra-thyroïdienne que la nature nous semble avoir adoptée à l'effet d'effectuer l'expression des vésicules thyroïdiennes, et partant provoquer l'accomplissement de la fonction du corps thyroïde. Préalablement, pour faciliter l'intelligence de la disposition des éléments aponévrotiques intra-thyroïdiens, il nous vient à l'esprit d'entrer dans quelques considérations théoriques indispensables pour fixer nos idées sur la question. Celles-ci, inspirées par le mode d'agencement naturel des filaments, auront l'avantage de dévoiler le plan physiologique que réalise leur mode de distribution. Ces considérations nous permettront de bien saisir la façon dont se comportent ces filaments de leur origine à leur terminaison. La première nous est bien connue ; la seconde (origine) est invisible à l'œil nu et paraît peu claire, même avec une forte loupe.

Mais si devant elle les yeux de l'observation restent impuissants, les yeux de l'induction continuent leurs découvertes et finissent par bien voir ce que ceux-là avaient à peine entrevu. Aussi, après avoir été conduit par la saine observation jusqu'au pourtour des granulations, c'est-à-dire des vésicules jugulo-thyroïdiennes, serons-nous guidé plus loin par l'esprit d'induction qui nous permettra de pénétrer leur surface et de voir logiquement, avec les yeux de l'imagination, les éléments constituants de la sphère celluleuse qui les revêt : celle-ci, formée d'une trame bien plus fine encore que celle de la plus mince toile d'araignée, est soutenue et renforcée par des fibres circulaires de même diamètre qui s'entre-croisent en tous sens autour d'un même axe. Ces fibres, vrais cerceaux de renforcement, se sont prolongées de la gaîne des plus petits canalicules sur les vésicules thyroïdiennes mêmes. C'est de la surface de cette sphère celluleuse et de points diamétralement opposés de ces cerceaux que tirent leur origine les plus simples filaments expresseurs que nous prenons pour unité. Ceux-ci concourent ensuite quatre à quatre, par exemple, à la formation d'un fil résultant qui doit résumer leur action. Représentons-nous par la pensée une circonférence divisée en quatre parties égales par deux de ses diamètres perpendiculaires et prolongés en dehors d'elle. A un même point symétrique de chaque prolongement faisons aboutir, deux de chaque côté, quatre lignes droites venant de la partie externe des quatre cadrans, et nous aurons enfin l'image idéale d'une fibre circulaire de la sphère celluleuse avec ses filaments simples concourant à des points d'attache diamétralement opposés. Les seize fils simples immédiatement expresseurs concourront ainsi à la production de quatre fils résultants (deux verticaux et deux horizontaux, par exemple). L'action simultanée de deux d'entre eux horizontalement opposés, tirant en sens inverses sous l'influence du tiraillement qu'ils éprouvent eux-mêmes par le fait de la contraction des muscles inspirateurs, transformera la fibre circulaire en une ellipse dont le petit diamètre sera inférieur à celui de sa circonférence primitive. L'action des deux fils résultants verticalement opposés aura dans leur direction la même conséquence. Le résultat définitif des transformations que subira la sphère celluleuse sera une réduction à l'état d'une sphère de diamètre plus petit, et égal au court diamètre d'une des ellipses précitées. Cette réduction momentanée de volume ne pourra se faire qu'à la faveur d'une constriction exercée sur la vésicule thyroïdienne, qui sera exprimée à l'instar d'un ballon élastique d'enfant qu'on aurait rempli d'eau. On sait qu'il est susceptible de diminuer son volume sous la pression pour reprendre son état sphéroïdal ordinaire aussitôt que la compression a cessé. C'est cette propriété élastique du tissu, persistante même après la mort, qui permet à la vésicule d'être distendue au delà de son diamètre ordinaire et de revenir après distension ou expression à son premier état sphéroïdal. Une telle propriété s'ajoute à la constriction aponévrotique pour effectuer l'expression vésiculaire. Dans son mouvement de retour élastique, regagnant son état sphéroïdal, la vésicule thyroïdienne fait un vide virtuel dans son intérieur. Celui-ci, à l'exemple de celui qui aspire l'air aux poumons et le sang au cœur pendant l'inspiration, aspire à son tour pendant l'expiration l'ondée de reflux qui brusquement vient le combler. Cette digression théorique n'est autre que l'analyse de l'expression vésiculo-thyroïdienne telle que nous la concevons. Elle est opérée par tiraillement en sens inverse des fils résultants de la sphère celluleuse de la vésicule thyroïdienne. Ce tiraillement aponévrotique n'est pas du tout un rêve d'utopiste. Il a réellement lieu sous l'influence de l'écartement simultané de six plans anatomiques diamétralement opposés et représentés par : l'os hyoïde, le diaphragme, les parties tendineuses des muscles omo-hyoïdiens, les muscles anté-thyroïdiens et l'aponévrose thyro-péricardique. Le mécanisme inspiratoire, en effet, produit simultanément : 1° l'abaissement du diaphragme qui efface sa courbure par contraction ; 2° l'élévation de l'os hyoïde ; 3° l'écartement des muscles omo-hyoïdiens qui font disparaître leur angle ; 4° le relief des muscles anté-thyroïdiens qui tendent les lames aponévrotiques dépendantes du corps thyroïde et de l'aponévrose cervicale superficielle ; 5° la traction en haut et en arrière de l'aponévrose thyro-péricardique associée au mouvement d'ascension de l'os hyoïde.

Il n'y a qu'à observer un malade auquel on recommande une profonde inspiration pour être convaincu de l'élévation instantanée de son menton et partant de l'os hyoïde. Il est facile de s'expliquer logiquement ce fait, par l'action d'ensemble de la partie supérieure des deux muscles sterno-cleido-mastoïdiens, alors que leurs insertions inférieures prennent un point d'appui sur la partie supérieure de la poitrine maintenue fixe entre les deux pressions égales de l'air intérieur et extérieur. Cette action d'ensemble imprime à la tête, sur l'articulation occipito-atloïdienne, un mouvement de bascule en arrière qui élève forcément le menton et l'os hyoïde, par l'intermédiaire des muscles digastriques. Ainsi élevé, cet os devient à son tour un point d'appui maintenu fixe par ce mécanisme à l'égard des insertions supérieures des muscles sous-hyoïdiens, qui s'y attachent d'une part. Alors l'os hyoïde, maintenu fixe à son summum d'élévation, offre, pendant la dernière moitié du temps d'inspiration, un second point fixe aux omo-hyoïdiens, qui, par contraction, tendent à rendre rectilignes les deux parties musculaires qui, sur le sujet, se réunissent à angle obtus, ouvert en haut et en arrière. Le sommet de l'angle de ces muscles est porté en haut et en dehors jusqu'au point de presque disparaître. C'est alors surtout que les deux muscles sont tenseurs de l'aponévrose omo-claviculaire de M. Richet. Cette action spéciale a été bien signalée par cet habile chirurgien, à la page 540 de son *Anatomie médico-chirurgicale.*

« Déjà Sœmmering, dit-il, semble avoir entrevu son action lorsqu'il dit que ce muscle, qu'il regarde comme un abaisseur de l'os hyoïde, peut, lorsque ses deux points d'insertion au squelette sont maintenus fixes, devenir tenseur de l'aponévrose cervicale ; mais il ne considère cette action que comme accessoire et ne semble y attacher d'ailleurs aucune importance. Je pense au contraire que c'est là sa principale, je dirais volontiers son unique fonction, celle pour laquelle il existe. »

Dans ce passage, l'auteur est très-explicite; il est regrettable qu'il le soit moins à la page suivante, dans cette expression au sujet de la tension des aponévroses du cou : « Enfin la mobilité de l'os hyoïde permet de supposer qu'il n'est pas étranger à cette tension. » Nous sommes fier de nous rencontrer à ce sujet de même avis avec l'illustre chirurgien. Nous oserons même ajouter que l'os hyoïde concourt très-activement à la tension des lames de la face antérieure du cou, alors qu'après son élévation par le mécanisme expliqué plus haut, il devient second point d'appui fixe des muscles omo-hyoïdiens et autres sous-hyoïdiens. Ainsi Sœmmering et M. Richet ont entrevu l'importance de la fonction à laquelle peut concourir l'os hyoïde en devenant second point d'appui fixe des muscles qui y prennent leurs insertions supérieures; mais ils ont oublié d'indiquer le *comment*, le *pourquoi* et le *moment de la fixité de ce second point d'appui.*

Ces données essentielles étant établies, demandons-nous que deviennent à leur tour les fils résultants de premier ordre que fournit la fusion de quatre filaments simples expresseurs?

Avec d'autres filaments résultants de même ordre et de même épaisseur, ils concourent à la formation d'un cube aponévrotique proportionnellement plus résistant qui ne renferme pas une vésicule, mais un ramuscule jugulo-thyroïdien de plus petite subdivision.

Ceux de deuxième ordre, formés par la réunion quaternaire des côtés qui soutiennent les faces celluleuses de ce premier cube, se fusionnent à leur tour avec des filaments analogues sous tous les rapports, puis concourent à la formation de nouveaux cubes qui s'engendrent graduellement plus grands, moins nombreux et plus résistants, selon la proportion définie des puissances successives du chiffre 4 d'après l'unité adoptée pour le filament expresseur simple. Il suit de là que les filaments résultants, faisant partie intégrante de cubes croissant successivement en résistance et diminuant en nombre d'après la proportion connue, viennent enfin par continuité de tissu aponévrotique s'insérer aux mailles de l'enveloppe générale.

Celle-ci, de la part de ses connexions extra-thyroïdiennes, subit, sur les six segments opposés de sa surface, six tiraillements qui, en se transmettant aux cubes aponévrotiques de tout ordre et aux sphères celluleuses des vésicules, ont pour dernier effet de mettre en *branle d'expression* et les divisions jugulo-thyroïdiennes et leurs vésicules. Mais quel est le mécanisme d'une telle expression? Chaque cube ayant six faces possède six fils résultants dont les points d'attache ou de fusion sont diamétralement opposés. A chacun d'eux est transmis, par l'enveloppe générale, le tiraillement qu'elle a reçu elle-même des six plans anatomiques extra-thyroïdiens, simultanément écartés par contraction des muscles inspirateurs du cou, comme il a été démontré plus haut.

La transmission d'un tel tiraillement parvenant au cube

de six points diamétralement opposés deux à deux, produit l'écartement des points d'attache des fils résultants opposés. Cet écartement ne s'effectue qu'à la faveur du rapprochement des faces correspondantes.

Par exemple, sous l'influence de l'éloignement réciproque des fils résultants horizontaux, les faces supéro-inférieures sont rapprochées forcément; l'éloignement réciproque des verticaux contraint le rapprochement des faces verticalement opposées (latérales et antéro-postérieures). Ce rapprochement simultané des faces cubiques force l'expression du canal ou canalicule qui le traverse. Telle est, ainsi que nous la concevons, l'analyse de la compression que chaque cube aponévrotique exerce sur la division jugulo-thyroïdienne qu'il contient.

Il est bien entendu que ces cubes filamenteux ne sont pas régulièrement formés, de manière à sauter aux yeux de tout observateur qui veut les voir dans le corps thyroïde; ils y existent à la façon des lignes droites infiniment nombreuses et infiniment petites, qu'avec raison le géomètre sait apercevoir sous le voile de la courbure de toute circonférence. En résumé, tout cela revient à dire que depuis l'enveloppe celluleuse de la vésicule jusqu'aux rameaux jugulo-thyroïdiens primaires, il y a dans leurs gaînes aponévrotiques tous les degrés de résistance proportionnels au calibre du canal ou canalicule à pressurer, de sorte que les filaments qui expriment eux-mêmes directement ces rameaux sont encore indirectement les agents expresseurs de leurs ramuscules décroissant en calibre et augmentant en nombre jusqu'aux vésicules thyroïdiennes qui les terminent. Il nous devient maintenant impossible de ne pas nous demander comment une telle texture veinoso-aponévrotique se prête à l'interprétation des kystes thyroïdiens hématiques qui sont si fréquents ?

C'est très-probablement dans une maille celluleuse intra-vésiculaire que prend naissance l'inflammation primitive du kyste thyroïdien qui, après avoir détruit par fonte purulente les mailles voisines dont elle envahit la place, devient hématique par hémorrhagie, après ulcération et rupture des parois vésiculo et jugulo-thyroïdiennes.

Plus d'une fois autour des kystes hématiques nous avons trouvé de vraies apoplexies veineuses.

L'effet physiologique que la contraction des muscles inspirateurs du cou exerce sur l'appareil veinoso-aponévrotique intra-thyroïdien, nous étant connu, il nous reste à bien nous rendre compte de l'influence que cette même contraction exerce sur l'appareil veinoso-aponévrotique extra-thyroïdien, afin d'en faire ressortir les analogies ou différences et de concevoir en dernier lieu le mode d'intervention de la texture veinoso-aponévrotique totale dans la fonction du corps thyroïde. Bien que cela paraisse paradoxal, nous nous empressons d'affirmer que l'action de cette contraction musculaire se traduit de deux façons opposées sur les canaux veineux intra-thyroïdiens et extra-thyroïdiens, à raison de conditions aponévrotiques contraires. Elle a pour dernier effet d'exprimer les premiers et de maintenir dilatés les seconds. Ceux-là, situés sur la ligne médiane ou tout à fait à proximité, dans un milieu exclusivement aponévrotique, ne sont pas évidemment dans les mêmes conditions de situation anatomique et d'entourage celluleux que les canaux veineux extra-thyroïdiens, qui, d'une part, occupent les parties latérales du cou et de l'autre sont fixés directement ou indirectement à des points osseux de la partie supérieure de la cage thoracique, par des lames résistantes.

Il est facile de comprendre que la fixité d'une des parois de ces derniers canaux permet l'écartement de son opposée par la tension de la lame aponévrotique libre qui entraîne leur dilatation ; tandis qu'on est rationnellement conduit à admettre que, la traction simultanée de six points opposés sur le calibre d'un canal intra-thyroïdien, duquel aucune paroi n'est maintenue fixée à un point osseux, produit forcément, comme il a été démontré plus haut, son expression. *Ce n'est pas la première fois qu'en anatomie, comme en toute science, la nature créatrice qui a le privilége de changer les conditions de son œuvre, sait par une même cause provoquer des effets différents, à l'aide des merveilleux artifices qu'elle seule possède pour servir ses desseins.* Les développements suivants feront, à l'égard des canaux extra-thyroïdiens, ressortir l'évidence de cette vérité, qui de prime abord paraît un paradoxe. Grâce aux lames résistantes qui, d'une part, adhèrent intimement aux gros troncs veineux du cou, et de l'autre vont prendre un point d'appui fixe sur les os de la partie supérieure de la ceinture thoracique (clavicule, première côte, sternum), les gros conduits veineux supra-thoraciques ne s'affaissent pas durant l'inspiration à l'égal de tubes à parois dépressibles à la partie inférieure desquels on ferait le vide. Ils sont maintenus dilatés par la tension aponévrotique que met en jeu, par contraction musculaire, le mécanisme inspiratoire durant tout le temps que la pression atmosphérique vient se heurter inefficacement contre la membrane omo-claviculaire tendue. Par sa tension, celle-ci se transforme en vrai *paravent aponévrotique* à l'égard des canaux veineux sous-jacents, et ceux-ci, mis à l'abri de la pression extérieure, conservent leurs parois écartées. C'est donc grâce à une merveilleuse combinaison veinoso-aponévrotique que les gros conduits veineux de la partie inférieure du cou, restant dilatés pendant l'inspiration, continuent à subir l'influence d'aspiration que le thorax momentanément agrandi, exerce sur l'air qui se précipite dans les bronches et le sang noir dans les cavités cardiaques. Celui-ci alors éprouve une espèce de chute dans l'oreillette droite. A cet effet, concourt la cavité thoraco-abdominale, à l'instar d'une pompe aspirante et foulante dans le corps de laquelle, au temps de la respiration, se meut inversement par contraction le diaphragme, en qualité de piston organique. La partie supérieure d'un tel corps de pompe sert en outre de soufflet de forge au corps humain. L'abaissement du piston dans le vide virtuel qu'il laisse derrière et au-dessus de lui, fait affluer aux oreillettes cardiaques le sang veineux du tiers supérieur du corps. Son élévation dans le vide virtuel sous-diaphragmatique aspire au cœur encore le sang noir des deux tiers inférieurs de l'organisme. C'est à travers l'orifice diaphragmatique de la veine cave inférieure que passe ce dernier sang animé de sa vitesse circulatoire acquise. Cet orifice, jusqu'à un certain point, peut être assimilé à la soupape d'un piston qui se trouve soulevée au moment où l'eau aspirée d'abord gagne la partie supérieure du corps de pompe. La fermeture de cet orifice diaphragmatique est assurée par la contraction des piliers dont le rapprochement pendant l'inspiration comprime la veine cave ascendante. Son ouverture est confiée à l'écartement de ces mêmes piliers qui cessent leur compression par retour à l'état de non-contraction lors de l'expiration.

L'occlusion de cette soupape organique empêche l'entrée au cœur du sang venu des deux tiers inférieurs du corps et le maintient refoulé dans la cavité sous-diaphragmatique durant tout le premier temps respiratoire. Au second, l'office de cette soupape vis-à-vis du sang veineux du tiers supérieur du corps est remplacé par le redressement des valvules jugulaires et la pression atmosphérique. Celles-ci, en effet, suspendent le cours du sang dans les veines jugulaires, grandement aidées dans ce rôle par la pression de l'air ambiant qui, ne se portant plus en vain contre la membrane omo-claviculaire qui n'est plus tendue, produit une efficace compression des veines sous-jacentes. C'est alors et forcément alors que l'ondée de reflux sus-valvulaire succède instantanément à un premier phénomène de stase sanguine qui a été lui-même provoqué par l'ondée de reflux primitive venue du cœur à la face inférieure des valvules jugulaires pour les redresser. Au même instant aussi commence l'implétion des vésicules thyroïdiennes.

A mesure que cela venait indispensable dans le courant de l'exposition de nos remarques et interprétations anatomiques, nous avons dû les élucider avec des aperçus physiologiques motivés, qui tous, pour leur part, ont concouru à faire comprendre le mode d'intervention de la texture veinoso-aponévrotique de l'organe thyroïde dans sa fonction.

Prenant pour point d'appui maintenant toutes les données précédemment établies ; en rapport avec elles, il nous est possible de donner une définition conclusive du corps thyroïde et de son rôle physiologique : *c'est un organe glanduliforme spongioso-veineux composé d'un nombre infini de vésicules veineuses enfermées dans des sphères aponévrotiques, et, comme les vésicules pulmonaires aux dernières ramifications bronchiques, appendues aux ramuscules terminaux du canal veineux récurrent jugulo-thyroïdien pour servir de réservoir d'origine aux premières radicules des conduits veineux thyroïdo-brachio-céphalique et thyroïdo-jugulaire.* Les vésicules thyroïdiennes forment donc par leur multiplication infinie le corps thyroïde, qui, d'après les congestions thyroïdiennes mentionnées au début, ainsi que les deux faits probants, aurait pour fonction de s'imbiber à la façon d'une éponge de l'ondée de reflux veineux ascendant pour être exprimé par tiraillement aponévrotique durant le même temps que la rate s'imbiberait à son tour de l'ondée de reflux veineux descendant, lui arrivant par la veine porte pendant l'inspiration. *Ainsi conçue, la fonction du corps thyroïde serait à la circulation veineuse descendante ce que la fonction de la rate serait à la circulation veineuse ascendante, et l'expiration serait à la première de ces deux fonctions ce que l'inspiration serait à la seconde, c'est-à-dire sa cause provocatrice.*

L'organe thyroïde serait pour ainsi dire à l'organisme ce qu'est la soupape de sûreté à une locomotive, en assimilant la vapeur au courant veineux sanguin, avec cette différence que l'excès de vapeur qui s'échappe n'est plus utilisé, tandis que l'ondée de reflux provisoirement reçue par le corps thyroïde ne cesse pas d'être mise à profit. Par sa fonction, l'organe thyroïdien devant soutirer le trop-plein de sang veineux qui aurait pu produire une apoplexie foudroyante du cerveau, devient le *paratonnerre du corps humain.* — Le but physiologique commun à ces deux fonctions serait le maintien de l'*équilibre circulatoire et respiratoire pour assurer ainsi la régularité de toute fonction organique.* Ce n'est que pendant l'expiration que peut être produite cette ondée de reflux veineux ascendant qui va provoquer la fonction thyroïdienne, parce que le mécanisme de l'inspiration qui, aidé de la force de pesanteur, a pour but de dilater tous les gros troncs veineux du cou et d'augmenter la capacité thoracique aux dépens de la capacité abdominale sous l'influence de la contraction du diaphragme d'après ce qui a été démontré plus haut, fait éprouver au sang veineux descendant une espèce de chute dans les oreillettes du cœur qui ne peut produire que le reflux descendant. A cette dernière influence de contraction ne se borne pas l'importante mission physiologique du diaphragme. Ce muscle est de plus l'*ordonnateur et le régulateur du mouvement respiratoire et circulatoire*, comme nous allons voir. *C'est ce muscle, le plus essentiel de l'économie, qui, devenant dès la naissance balancier contractile, avec un rhythme parfait, bat, compte les mesures de l'existence humaine et fait naître les ondées de reflux veineux ascendant et descendant, sur lesquelles doivent opérer aux temps inverses de la respiration, d'une part la fonction thyroïdienne et d'autre part les fonctions pancréatique, splénique, hépatique, capsulaire et rénale.* Ainsi, il est le moteur des grands actes physiologiques de l'organisme. Voyons maintenant *fonctionner, c'est-à-dire osciller ce balancier* du corps humain, et analysons-en l'influence sur la circulation générale (extra et intra-cardiaques) et sur la respiration. Durant le mouvement d'aller de son oscillation, il s'abaisse en effaçant par contraction sa voussure pour faire appel par aspiration à l'entrée du sang veineux descendant, dans les oreillettes du cœur (vrai port cardiaque) et à l'accès de l'air dans les poumons. Simultanément ses piliers, en rapport physiologique avec la circulation intra-cardiaque, en se contractant, compriment la veine cave inférieure et empêchent au cœur l'arrivée de la plus grande partie du sang veineux ascendant. C'est de toute cette durée de l'inspiration que profite alors le sang veineux céphalique pour faire son entrée libre dans les oreillettes pendant que, sous l'influence des piliers du diaphragme contracté et du mouvement de reflux occasionné par l'abaissement de ce muscle, la veine cave ascendante subit un temps d'arrêt dans le versement auriculaire sinon de la totalité de son sang veineux, au moins de la plus grande partie. La première partie de l'oscillation, de même durée que l'inspiration, est représentée par le chiffre 2, lorsque la seconde, simultanée avec l'expiration, l'est par le chiffre 3 (c'est démontré en physiologie). Durant le retour expiratoire de son oscillation, le diaphragme remonte, reprend sa voussure et fait, à la manière d'un piston dans le corps de pompe thoraco-abdominal, le vide virtuel au-dessous de lui dans la cavité abdominale qu'il agrandit aux dépens de la cavité thoracique. *En même temps, ses piliers cessant progressivement leur contraction ne défendent plus par compression de la veine cave l'entrée des oreillettes à la plus grande partie du sang veineux ascendant.* Au même instant, comme une force opposée et plus grande, la colonne de ce dernier sang qui a pénétré dans le port cardiaque fait refluer de bas en haut la colonne descendante jusqu'à la face inférieure des valvules des veines jugulaires, qui sont redressées. Celles-ci, devenues après redressement une barrière de suspension au sang veineux descendant, et secondées d'ailleurs par la pression atmosphérique, efficace alors, comme il a été démontré plus haut, font vis-à-vis de l'ondée de reflux ascendant qu'elles provoquent immédiatement, l'office des piliers du diaphragme envers le reflux descendant. C'est alors seulement que l'ondée veineuse de reflux ascendant, favorisée par le retour à l'état de non-contraction de toutes les parties molles du cou et la pression atmosphérique ne se heurtant plus en vain contre le paravent aponévrotique omo-hyoïdien qui n'est plus tendu, remonte le canal récurrent jugulo-thyroïdien pour emplir le corps thyroïde. Grâce à ce merveilleux mécanisme, l'entrée du port cardiaque est laissée libre au sang veineux ascendant pendant une durée de temps représentée par 3, plus grande que celle représentée par 2. Y a-t-il une raison physiologique? Evidemment c'est parce que la veine cave inférieure, plus considérable que la supérieure, a pour mission biologique de porter dans un même espace (le port cardiaque) le sang qui a payé tribut à la nutrition des deux tiers inférieurs du corps. Ce sang est proportionnellement en plus grande quantité que celui qui n'a payé tribut de nutrition qu'au tiers supérieur. Il lui fallait donc plus de temps pour être versé dans la même cavité cardiaque. Ainsi, il est facile de conclure que ce sont des raisons de régularité de circulation intra et extra-cardiaque qui président à la durée relative des mouvements respiratoires, dont la contraction du diaphragme mesure l'étendue. L'anatomie comparée confirme-t-elle cette manière de voir? Oui en effet, car le calibre de la veine cave inférieure est à peu près au calibre de la supérieure comme le chiffre 3 est au chiffre 2.

$$\frac{\text{VCI}}{\text{VCS}} = \frac{3}{2} \text{ or } \frac{\text{durée de l'expiration}}{\text{durée de l'inspiration}} = \frac{3}{2}$$

Ainsi, le rapport qui existe entre la durée relative des mouvements respiratoires est exactement le même que le rapport qui existe entre le calibre relatif des veines caves. La veine cave inférieure apportant plus de sang dans le rapport de $\frac{(3)}{(2)}$ devait subir une ondée de reflux plus grande dans le même rapport. L'organe qui doit la recevoir semblerait devoir être plus grand que le corps thyroïde dans le rapport aussi de $\frac{(3)}{(2)}$.

Il l'est, en effet, et bien au delà. Cet organe est la rate. Telles sont les idées personnelles qui nous ont fait dire précédemment après la définition du corps thyroïde : L'expiration serait à la fonction de l'organe thyroïdien ce que l'inspiration serait à celle de la rate. Cela posé et admis, *le corps thyroïde, en physiologie, serait une rate supérieure, et réciproquement, de même qu'en pathologie, les hypertrophies de la rate seraient des goîtres abdominaux.*

Bien plus, à un point de vue transcendant, le premier de ces organes serait ainsi préposé à la régularité de la circulation veineuse descendante en *prévenant par son implétion de l'ondée de reflux ascendant la compression du cerveau durant l'expiration.* Le second serait préposé à la régularité de la circulation veineuse ascendante en *prévenant par son implétion de l'ondée de reflux descendant la compression de la moelle épinière.* Faire esquiver la compression des deux parties essentielles du système nerveux pour en assurer les fonctions, serait le privilége physiologique commun à ces deux organes. Mais, le corps thyroïde et la rate, dans leurs attributions d'organes de sûreté de l'organisme, n'ont-ils pas un puissant adjuvant physiologique vis-à-vis du cerveau et de la mœlle pour leur épargner une pression qui de prime abord, sans réflexion, paraît inévitable? Il n'y a qu'à se rappeler le rôle circulatoire que fait jouer au liquide encéphalo-rachidien M. le professeur Richet, qui, à la page 289 de son *Anatomie médico-chirurgicale*, l'a établi sur les mêmes données expérimentales que celles relatées bien avant par Malpighi, qui avait bien vu, mais interprété mal.

Avec un tel souvenir, il est impossible de ne pas rester convaincu que le flux et le reflux de ce liquide de la cavité crânienne à la rachidienne et réciproquement est un puissant adjuvant physiologique aux fonctions du corps thyroïde et de la rate. En effet, il est acquis à la science maintenant que l'ondée de reflux veineux déplace, pendant l'expiration dans la cavité crânienne, une quantité égale de fluide encéphalo-rachidien qui cède sa place pour s'enfuir dans la cavité rachidienne comme dans un tuyau d'échappement. *A notre avis, ce n'est pas l'ondée totale de reflux veineux qui produit un tel déplacement, mais bien seulement la partie de cette ondée qui n'a pu être reçue dans le corps thyroïde déjà rempli.* Il n'est pas moins admis comme certain que, pendant l'inspiration, l'ondée de reflux veineux descendant déplace dans la cavité rachidienne une quantité égale de liquide encéphalo-rachidien qui est repompée cette fois par la cavité crânienne où lui cède position le sang veineux appelé dans la poitrine au cœur par mécanisme d'inspiration.

D'après notre manière de voir, *ce n'est pas encore l'ondée totale de reflux veineux descendant qui occasionne, par* vis à tergo, *la fuite circulatoire du liquide encéphalo-rachidien repompé; mais bien seulement la partie de cette ondée qui n'a pu être reçue dans la rate préalablement remplie.* Simultanément, la couche cellulo-graisseuse demi-liquide, interposée entre le plexus veineux et les os de la cavité rachidienne, devant la pression du sang veineux de reflux s'enfuit aussi, mais à travers les trous de conjugaison.

Cette couche cellulo-graisseuse paraît être à la cavité rachidienne ce que le liquide encéphalo-rachidien est à la cavité crânienne. Celui-ci, par sa fuite circulatoire, fait esquiver au cerveau la compression ; celle-là, par son déplacement des plus faciles aux cas échéants, la fait esquiver à la moelle. A ce point de vue, les trous de conjugaison seraient les tuyaux d'échappement de la couche cellulo-graisseuse épinière. C'est pendant l'inspiration que la moelle épinière, menacée de compression par l'ondée de reflux reçue dans les plexus veineux intra-rachidiens, est sauvegardée par la fonction de la rate, la fuite momentanée d'une partie du liquide encéphalo-rachidien et de la couche cellulo-graisseuse. C'est pendant l'expiration que la fonction du corps thyroïde et la fuite d'une partie (chassée par le sang veineux de reflux) du liquide encéphalo-rachidien dans la cavité vertébrale sauvegardent le cerveau en le préservant de pression sanguine. Malgré ce merveilleux artifice de la nature qui se trouve réalisé grâce à la fonction du susdit liquide et de la couche cellulo-graisseuse, il y aurait encore grandes chances de compression de la moelle par l'ondée de reflux des plexus veineux si celle-ci n'avait trouvé aussi *un vrai tuyau d'échappement dans la grande veine azygos, qui en favorise la désimplétion en l'associant par dérivation au sang veineux descendant dans le cœur pendant l'inspiration.* Telle nous paraît être la vraie fonction de cette veine, qui n'est *qu'un canal veineux dérivatif ou plutôt un déversoir des sinus rachidiens.*

Mais la fonction du corps thyroïde et de la rate est-elle exclusivement mécanique? La nature, dans sa prévoyance, ne l'a-t-elle fait servir qu'à la fin de prévenir toute entrave circulatoire et ses conséquences; autrement dit, étant organes de sûreté par fonction circulatoire, ces deux viscères ne sont-ils pas en même temps glandes d'élaboration sanguine sans travail de sécrétion? Beaucoup de raisons que nous allons exposer nous ont laissé dans l'esprit la conviction que le corps thyroïde et la rate font subir au sang de reflux qu'ils reçoivent une élaboration spéciale qui porte surtout sur les globules et leur coloration sans qu'il se fasse dans leur intérieur aucun travail de sécrétion. Pour en faciliter l'intelligence, rendons-nous bien compte de la nature des sangs de reflux reçus par ces deux organes, de leur analogie et de leur différence. Demandons-nous d'abord d'où vient le sang qui remplit la rate durant l'inspiration? C'est de la veine cave inférieure, qui contient à la fois du sang veineux ordinaire et du jeune sang en voie de formation, qui, importé par les veines intestinales, a été transmis en définitive par la grande veine mésaraïque à la veine porte. Le sang veineux ordinaire est composé lui-même de deux parties dont l'une est en pleine activité fonctionnelle et l'autre tend vers sa fin biologique. Il en résulte que l'ondée de reflux de la rate contient un mélange de trois sangs dont deux, constituant le sang veineux ordinaire, sont formés complétement, et le troisième, à l'état naissant, n'est encore qu'en voie de formation. Les deux premiers, différents par leur âge, ont des globules colorés; le second ne possède que des globules incolores. Le sang veineux complet offre une proportion de globules de 150 pour 1000 au maximum; le jeune sang importé par les veines intestinales n'en possède qu'une proportion bien inférieure à ce chiffre. Celui-ci est muni d'une quantité de principes sucrés plus grandes. C'est surtout sur la différence du nombre des globules des deux sangs que nous tenons à insister.

En effet, le sang veineux de la veine cave inférieure, semblable à celui de la veine jugulaire, contient 150 parties de globules sur 1000 de sang. Si l'ondée de reflux était exclusivement composée de sang veineux venant de la veine cave, lorsqu'elle va dans la rate, le sang de la veine splénique serait en tout semblable au sang de la veine cave descendante, et aurait 150 parties de globules pour 1000 de sang; mais ce sang de reflux veineux descendant est mélangé au sang importé par les veines intestinales, lequel a une proportion de globules bien inférieure à celle de 150 pour 1000. Son mélange avec le sang veineux ordinaire doit forcément constituer un sang veineux particulier dont la proportion des globules sera inférieure à 150 pour 1000. Ceci étant établi, on acquiert le droit de dire que la différence de 14 trouvée par M. le professeur de physiologie

Béclard entre le chiffre 150 qui représente pour 1000 les globules du sang de la veine jugulaire et le chiffre 136 qui représente les globules de la veine splénique *ne prouve pas rigoureusement une destruction de globules dans la rate, mais plutôt un mélange de deux sangs dont l'un complétement formé renferme une proportion de* 150 *parties des globules pour* 1000 *de sang et l'autre en voie de formation ne possède qu'une proportion inférieure à ce chiffre.* En résumé, l'ondée de reflux veineux arrivée dans la rate contient un mélange de deux sangs renfermant à peu près les mêmes éléments nutritifs azotés, mais différant par la proportion des globules, par la coloration et par la quantité de leurs principes sucrés. Ils diffèrent aussi par les conditions physiologiques dans lesquelles ils se trouvent l'un à l'égard de l'autre : une partie du sang de reflux venue de la veine cave inférieure n'a plus de rôle biologique à jouer dans l'organisme, tandis que le jeune sang importé par les veines intestinales n'a pas encore commencé sa fonction de liquide nourricier. Les travaux microscopiques de M. Kœlliker, qui a rencontré dans la rate des globules sanguins à différents degrés de coloration, permettent de présumer que, dans l'organe splénique, une partie du vieux sang veineux cède sa matière colorante au jeune sang intestinal. Mais à la faveur de quel phénomène physiologique se fait cette cession? *C'est à la faveur de l'espèce de stagnation que subit un moment l'ondée de reflux dans la rate. M. Longet, le plus éminent des physiologistes, admet comme cause de décoloration du sang la lenteur circulatoire dans le cas de con-*

gestion et d'apoplexie, par exemple. On connaît, du reste, la loi physiologique qui impose *la tendance à la séparation des deux parties (solide et liquide) du sang aussitôt que la vitesse circulatoire n'obéit plus à l'unisson du diapason physiologique normal.* Grâce à cette donnée, il devient logique d'admettre dans la rate le dépôt de la matière colorante du vieux sang veineux à la faveur duquel se fait la coloration du jeune. La communication des cellules spléniques se prêterait à ce phénomène physiologique à la façon d'un filtre organique sur lequel resterait déposée la matière colorante du vieux sang pour être reprise par le jeune sang intestinal en voie de formation. Le mélange du vieux décoloré et du jeune un peu plus coloré qu'avant son entrée dans la rate arriverait ensuite au foie, pour se rendre successivement dans deux laboratoires hépatiques affectés à des usages différents : le premier, dit laboratoire des globules rouges, compléterait la coloration du sang intestinal et utiliserait une partie de ces principes sucrés qu'il transformerait en glycogène; le second, dit laboratoire des globules jaunes, achèverait la décoloration du vieux veineux pour lui faire subir la transformation biliaire et renvoyer une partie de son sérum aux veines sus-hépatiques. Celles-ci la rapporteraient ensuite à la veine cave inférieure avec le jeune sang veineux nouvellement formé auquel il ne manque plus que l'action des poumons pour être fait sang artériel, c'est-à-dire liquide nourricier organique. Ce jeune sang veineux servirait ainsi, d'abord, à l'organisme en cédant à la combustion pulmonaire la partie des principes sucrés que le foie ne lui a pas enlevée à son premier passage. De semblables phénomènes de décoloration du vieux sang veineux pour les mêmes raisons de lenteur circulatoire et filtration organique se passeraient dans le corps thyroïde en faveur de la coloration du jeune sang en voie de formation qui est importé par le canal thoracique gauche et la grande veine lymphatique droite. La matière grasse spéciale au sang du canal thoracique serait mise à profit dans les poumons en même temps que la matière sucrée du sang intestinal brûlerait pour la première fois sous l'action de l'oxygène. Ainsi les deux sangs veineux de nouvelle formation paieraient tribut à la chaleur animale : celui du canal thoracique par la combustion de sa matière grasse, et celui des veines intestinales par la combustion de ses principes sucrés, avec cette différence que ce dernier, avant d'arriver aux poumons, où il devient pour la première fois sang artériel, aurait fourni durant son passage dans le foie les matériaux de la matière glycogène. L'analogie de fonctions physiologiques de la rate et du corps thyroïde serait ainsi conservée à chacun de ces organes, tant dans leur fonction d'élaboration sanguine que dans leur rôle circulatoire.

Mais sommes-nous bien sûr que la structure de la rate se prête à la fonction que nous venons de lui attribuer? Ne serait-il pas possible que la connaissance de la texture splénique nous fît remarquer qu'elle est *inconciliable* avec une pareille fonction? Evidemment la chose serait possible; mais les données anatomiques qu'ont mises à notre disposition nos recherches sur la rate nous prouvent qu'il n'en est rien, et que, bien au contraire, la structure que nos travaux nous lui ont fait reconnaître répond merveilleusement à sa fonction. Cette structure est la suivante :

Si, d'un sujet adulte mort accidentellement, après avoir injecté en bleu par procédé ordinaire le système artériel, on soumet la rate extirpée à un jet d'eau continu que l'on peut graduer à l'aide d'un robinet, on parvient bientôt, avec quelques précautions, à la dépouiller de son enveloppe fibreuse que détache petit à petit la chute aqueuse. Tenant suspendu ensuite avec la main par l'artère à son entrée, l'organe splénique, en obéissant à toutes les indications du moment, soit pour présenter à tour de rôle tous les points de la surface, soit pour augmenter ou diminuer l'intensité du filet d'eau, avec beaucoup de patience et après un certain temps, il est possible d'arriver à obtenir une préparation anatomique des plus admirables pour donner une idée d'ensemble de la structure splénique. Que montre à l'œil nu une semblable pièce? Une épreuve photographique d'une rate préparée d'après ce procédé remettra devant les yeux des lecteurs ce que nous avons très-bien pu voir nous-même sur nature ; elle replacera sous leurs yeux une foule de petits pinceaux veineux de couleur blanche attachés perpendiculairement par leur pédicule à la partie externe de la courbure de toutes les anastomoses veineuses concentriques de la rate. Celles-ci dans leur ensemble sont maintenues sous forme d'éventail ouvert, par six ou sept gros troncs veineux qui s'étendent en rayonnant du hile à la périphérie. Ces troncs veineux longitudinaux divisent la surface de l'éventail en six ou sept départements vasculaires, de forme triangulaire, dont la base est à la circonférence extrême de l'éventail et le sommet se trouve au hile, commun à tous les triangles. Par anticipation nous devons affirmer que cette division départementale existe aussi pour le système artériel et que dans l'un et l'autre cas il y a communication vasculaire par les parties latérales des triangles adjacents, malgré l'opinion du docteur Assolant, émise en 1802 dans sa thèse inaugurale, Paris. Toutes les anastomoses veineuses de la rate sont concentriques et disposées en arcades successivement superposées et croissantes en nombre, à mesure qu'elles approchent de la surface. Le système veineux et artériel splénique est contenu par ces divisions et subdivisions dans un vrai casier aponévrotique uniforme; en ce sens qu'il est tramé avec des filaments semblables aux filaments simples thyroïdiens et restant tels. Il y a donc entre eux cette différence que dans la rate ils paraissent ne pas suivre une progression d'épaisseur croissante. Partis de la face profonde de l'enveloppe par leur entrecroisement en tout sens, ils transforment son intérieur en une foule de mailles filamenteuses dont les plus petites circonscrivent la vésicule splénique. Telle est la disposition d'ensemble veinoso-aponévrotique de la rate. Elle comprend un éventail veineux antérieur dont tous les pinceaux sont adhérents par leurs extrémités aux pinceaux veineux de l'éventail postérieur sans leur être pourtant immédiatement superposés. Entre les deux, se trouve interposé l'éventail artériel visible seulement par ses anastomoses également arcadiformes, jusqu'au voisinage des petites arcades veineuses qui commencent à fournir les petites pinceaux blancs. Nous tenons pour certain que les plus petites arcades artérielles communiquent ensemble d'un département à l'autre, comme nous le montre encore la rate desséchée sur liége que nous avons fait photographier. Les plans antérieurs et postérieurs des pinceaux veineux sont confondus et réduits à l'image de petits triangles juxtaposés, qui semblent marqués avec de la gomme liquide qu'on aurait laissée dessécher dans leur intérieur sur planchette de liége. *La communication des petites arcades artérielles que nous avons très-bien vue et que nous pouvons voir encore tous les jours sur notre pièce desséchée, nous autorise à récuser comme inexacte la non-communication des départements artériels rapportée par le docteur Assolant.* Pour le respect dû à la vérité (*amicus Plato, sed magis amica veritas*), et malgré l'autorité de M. le professeur Sappey, nous ne pouvons être de son avis, quand il dit à la page 328 de sa *Splanchnologie*, au sujet de l'assertion de l'auteur précité : « Cette observation est parfaitement fondée. » Les injections dont parle ensuite M. Sappey pour vérifier le fait, ne sont pas concluantes parce que l'injection artérielle ne peut pénétrer que dans des artérioles d'un certain calibre. Quand celles-ci sont très-petites, quoique injectées, la vue les perd dans la trame du tissu splénique. La dessiccation seule peut les rendre apparentes alors qu'elle réduit à néant pour ainsi dire les pinceaux veineux qui les recouvraient d'abord, d'après ce que nous avons indiqué. En suivant notre procédé, la vérification du fait que nous venons d'avancer sera des plus faciles. Un second fait qui a attiré vivement notre attention, c'est l'existence des orifices que l'on observe sur les parois des capillaires qui traversent la pulpe splénique. Ces orifices sont réels, il est impossible de les nier; mais où siégent-ils exactement? Sur la partie externe des plus petites arcades veineuses, à tout point d'origine où s'est produite la rupture du pédicule d'un pinceau veineux. Le moins expérimenté des anatomistes, n'aurait-il étudié la rate qu'une fois, sait qu'il est impossible de se livrer à l'étude de la boue splénique, sans produire, même avec la plus grande précaution, des dilacérations du tissu dans lequel elle est renfermée. Notre pièce splénique, quoique bien réussie dans son ensemble, nous a montré plusieurs de ces orifices *presque contigus au point d'origine du pédicule capillaire qui supportait le pinceau veineux le plus voisin.* Chacun de ces pinceaux nous a paru présenter au sommet de son pédicule un petit renflement gros comme une tête de fine aiguille, duquel se détacheraient, en éventail, des capillaires veineux visibles avec une forte loupe. Leur couleur excessivement blanche, semblable à celle des grosses branches de la veine splénique qui ressortent très-bien au-dessus et au-dessous des rameaux artériels injectés en bleu, ne nous a laissé le moindre doute sur leur nature veineuse. Ces petits pinceaux penniformes à l'égard de l'arcade veineuse d'où ils proviennent, nous ont rappelé la conformation de la fleur du jonc ou de la plante dite *stypapennata* connue plus généralement sous le nom vulgaire de marabout des Alpes.

Comme toute idée (ειδος, image), surtout lorsqu'elle n'est pas innée, n'est que la sensation imagée que laisse à l'esprit humain toute impression sensorielle, très-souvent nous nous voyons forcé d'imager nos pensées en reproduisant par des comparaisons matérielles les figures idéales que nos recherches anatomiques aidées de l'induction nous ont suggérées sur la texture des organes que nous avons étudiés. Aussi, d'après ces considérations, la conformation extérieure de chaque pinceau veineux nous l'a fait comparer à une petite pomme d'arrosoir peu évasée, dépassant de peu, par son diamètre, celui de son support et criblé à sa base d'une infinité de petits orifices de chacun desquels partirait un petit tube capillaire aboutissant à un ballon de même substance. De la surface de ce dernier, se détacherait à son tour, mais à direction opposée et sur un plan postérieur, un second tube qui représenterait une des premières radicules d'origine de l'éventail veineux postérieur de la rate. Il résulte de cette comparaison que chaque pinceau veineux présente quatre parties constituantes à considérer : *le canalicule veineux qui lui sert de support*, *son renflement évasé en pomme d'arrosoir*, *ses tubes capillaires et leur ballon veineux terminal.* Le support ou pédicule, aussi mince qu'une très-fine aiguille dont la tête en représenterait le sommet évasé, nous a paru n'avoir en moyenne qu'une longueur de trois millimètres à un centimètre. De cinq à quinze millimètres nous a paru être celle des capillaires veineux qui présentent à leur sommet un point de renflement incurvé, semblable à celui que montre, après s'être recoquillée, l'extrémité d'un cheveu brûlé. Nous avons considéré ce point comme un renflement sphérique de la tunique interne de la veine splénique se terminant en vésicule. Ce réservoir vésiculaire est, à notre avis, *le point de contact et de continuité de la terminaison du capillaire veineux antérieur avec l'origine du postérieur.* Tous les capillaires veineux de l'éventail antérieur sont les dernières subdivisions de la branche antérieure de la première bifurcation de la veine splénique au moment de sa pénétration dans le hile. Tous ceux de l'éventail postérieur après fusions successives de radicules veineuses graduellement décroissantes en nombre et croissantes en calibre, inversement aux capillaires précédents, viennent former le tronc résultant postérieur de la première bifurcation de la veine splénique. Par induction plutôt que par remarque nette *de visu*, comme dans le corps thyroïde, nous admettons des veinules de nutrition venant s'aboucher dans les arcades veineuses des deux plans antérieurs et postérieurs.

Ces données étant établies, y a-t-il possibilité de mettre au jour par un court parallèle la similitude de texture splénique et thyroïdienne ? *A un point de vue transcendant encore, l'analogie de structure nous paraît plus saillante que celle qui a fait dire à plusieurs grands anatomistes que les os de la tête ne sont que les parties constituantes des vertèbres crânio-faciales.* En effet, n'est-il pas logique et vraisemblable de voir, dans les subdivisions de la branche antérieure de la veine de la rate, l'analogue des divisions du canal récurrent jugulo-thyroïdien? Aurons-nous des yeux encore pour ne pas voir aussi que toutes les dépendances veineuses de l'éventail splénique postérieur reproduisent l'ensemble des radicules et racines des conduits thyroïdo-jugulaire et thyroïdo-brachio-céphalique? N'est-il pas possible encore de remarquer que le sang veineux soutiré par reflux à la veine jugulaire est rendu à cette veine après expression thyroïdienne dans l'appareil veineux brachio-céphalique, qui n'est que son prolongement?

Pareillement, ne voyons-nous pas aussi que le sang soutiré à la veine porte par les canaux et canalicules récurrents des divisions de la branche antérieure de la veine splénique, lui est rendu, après expression, par les radicules et racines veineuses qui viennent se résumer dans le tronc postérieur de la première bifurcation de la veine de la rate?

C'est sous l'influence de l'expansion aspiratrice du tissu splénique qui, à raison de son élasticité et de son érectilité, s'est redressé après compression expiratrice ainsi que sous la pression de l'ondée de reflux par *vis à tergo*, que le mélange précité des trois sangs de la veine porte pénètre dans la pomme d'arrosoir de chaque pinceau veineux. Dans cette cavité, le vieux sang se dépouille de sa matière colorante qu'il laisse déposer à raison de l'espèce de stagnation qu'il subit, ne circulant plus à l'unisson de la vitesse circulatoire normale. Il le cède alors à la tendance de séparation de ces deux éléments principaux (solide et liquide) que lui impose une loi physiologique naturelle. Aussi la séparation de ses parties liquide et solide se fait dans cette cavité infundibuliforme. Son sérum ne tient plus en dissolution ou suspension que des débris de globules sanguins et les éléments azotés et hydro-carbonés qui, résultant de la décomposition des tissus ont cessé leur rôle biologique. C'est à travers les orifices criblés des capillaires veineux comme à travers les pores d'un filtre qu'il subit une vraie filtration organique et vient tomber dans la vésicule splénique, qui lui sert de récipient.

L'expression de celle-ci par tiraillement aponévrotique, comme il a été démontré plus haut, rechasse dans la veine porte, par les racines de l'éventail veineux postérieur, ce sérum particulier. Là il se mélange, sans se combiner chimiquement, au contenu de cette veine, qui, subissant l'influence de l'aspiration exercée par mécanisme expiratoire, le conduit dans le laboratoire des globules jaunes du foie. Après leur avoir cédé ses éléments hydro-carbonés et terminé sa décoloration, sous l'influence d'une seconde expiration aspiratrice, il est repompé par les radicules des veines sus-hépatiques, qui le rendent à la veine cave inférieure. Il en est rechassé par une seconde ondée de reflux qui le cède cette fois à la veine capsulaire moyenne (encore vrai canal veineux récurrent des capsules surrénales). Celles-ci terminent la décoloration de ce sérum privé déjà de ses éléments hydro-carbonés et le rendent, en subissant l'action aspiratrice de l'expiration suivante, à la veine rénale, qui le reçoit des veines capsulaires inférieures durant l'inspiration. Celles-ci sont l'analogue du tronc thyroïdo-brachio-céphalique et de l'éventail veineux postérieur de la rate. Une dernière fois, le sérum du vieux sang veineux décoloré complétement et privé d'une grande partie de ses éléments hydro-carbonés est reporté à la veine cave; mais à peine a-t-il été aspiré dans son intérieur par mécanisme expiratoire qu'il en est repris par l'ondée de reflux pour être enfin transmis pendant l'inspiration à la veine rénale. Celle-ci, analogue par ses dépendances à l'éventail veineux splénique antérieur aux pinceaux duquel elle ressemble par ses pyramides veineuses, conduit, dans ses petites cavités infundibuliformes qui doivent opérer sa dernière filtration, ce susdit sérum, qui ne contient plus en suspension ou dissolution que des éléments azotés et salins. Ces derniers se précipitent en partie pour être dissous ensuite sous l'influence de l'élaboration rénale et versés par gouttelettes continues dans le réservoir veineux qui, sous forme de vésicule, termine chaque tube capillaire. Il est probable et vraisemblable d'admettre que c'est à cause de ce susdit précipité dans l'avant-dernier renflement des subdivisions veineuses du rein, que cet organe crie sous le scalpel comme le ferait certainement la rate s'il était possible de l'injecter d'une poussière saline et métallique. Le sérum du vieux sang décoloré, privé d'une grande partie de ses sels, n'emporte enfin à l'état de suspension dans l'urine que ses éléments azotés et en dissolution que les éléments hydro-carbonés que les globules jaunes du foie ne lui ont pas retirés. Le retour sur elles-mêmes des vésicules rénales, aidé par le mouvement de *vis à tergo* qu'imprime la chute continue des gouttelettes urineuses, produit à travers les radicules des conduits urineux efférents, surtout au moment de l'expiration, l'excrétion du susdit sérum devenu en définitive urine. *Cet aperçu physiologique, qui nous est complétement personnel comme tous les autres du reste pré-exposés, nous laisse deviner maintenant qu'il existe une corrélation intime entre les fonctions thyroïdienne, splénique, hépatique, capsulaire et rénale qui sont graduellement complémentaires. Tout se tient dans les fonctions du chef-d'œuvre de la nature comme dans les tissus de ses organes.* Ainsi les matériaux empruntés au monde extérieur qui n'ont pu être introduits dans notre organisme que sous forme liquide pour en faire partie intégrante durant un certain temps (*corpora non agunt nisi soluta*), après avoir cessé leur rôle organique, lui sont en grande partie rendus sous une forme analogue, c'est-à-dire à l'état de liquide urinaire. Tous avaient pénétré nos organes à l'état sanguin de liquide nourricier. Aussi, d'après de telles considérations, il devient logique de poser en principe cet axiome de physiologie raisonnée que : *Le corps thyroïde, la rate, le foie, les capsules surrénales, graduellement et successivement subordonnés dans leurs fonctions solidaires, sont préposés à la fonction rénale, qui a pour but définitif d'éliminer de l'organisme les matériaux de décomposition des tissus dont ces quatre organes ont physiologiquement préparé l'élimination.* Après avoir mis en évidence l'analogie de structure et de fonction du corps thyroïde et de la rate, est-il possible de faire ressortir l'analogie des mécanismes qui accomplissent leurs actes physiologiques? Rien de plus simple, car elle est frappante. Peut-on, en effet, s'empêcher de remarquer que les déplacements physiologiques qu'a si judicieusement reconnus à la rate M. le professeur Sappey, sont la cause provocatrice de la fonction splénique? « Ces déplacements, dit-il, page 314 de sa *Splanchnologie*, se produisent : 1° *sous l'influence de la contraction du diaphragme ; ainsi la rate s'élève dans l'expiration et s'abaisse dans l'inspiration, sans descendre, comme le foie, jusqu'au rebord des fausses côtes.* » Sous quelle influence se fait cette élévation de la rate? N'est-ce pas sous celle du tiraillement musculo-aponévrotique du diaphragme et du ligament phréno-splénique transmise à l'enveloppe fibreuse de l'organe? Qu'est-elle en définitive, sinon une obéissance passive au tiraillement d'expression imprimée aponévrotiquement à chaque vésicule splénique dans un moment où la rate reçoit encore la compression des viscères abdominaux refoulés sur elle par la contraction des muscles abdominaux expirateurs? Aussi oserons-nous ajouter nous-même que la rate subit un mouvement d'élévation au moment où elle est *exprimée aponévrotiquement et par compression viscérale ;* de même qu'elle est soumise à un mouvement d'abaissement pour érectilité de tissu au moment où elle est dilatée par élasticité et ondée de reflux qui la pénètre pendant l'inspiration. C'est donc un appareil musculo-aponévrotique analogue qui, par tiraillement d'une part, et compression musculaire (directe ou indirecte) d'autre part, effectue en définitive les fonctions thyroïdiennes et spléniques.

L'appareil musculo-aponévrotique thyroïdien est à la fonction thyroïdienne ce que l'appareil musculo-aponévrotique de la rate est à la fonction splénique, en mettant toujours cette différence, que : la compression musculaire parvient directement au corps thyroïde des muscles sterno-thyroïdiens qui pressent immédiatement sur lui pendant leur contraction, tandis que la rate ne reçoit la compression des muscles abdominaux contractés que par l'intermédiaire des viscères refoulés ; à part cette légère différence, l'analogie de pressurage thyroïdien et splénique nous paraît parfaite.

D'après toutes les considérations préalables, nous sommes amené à résumer dans le tableau synoptique suivant les onctions du corps thyroïde et de la rate :

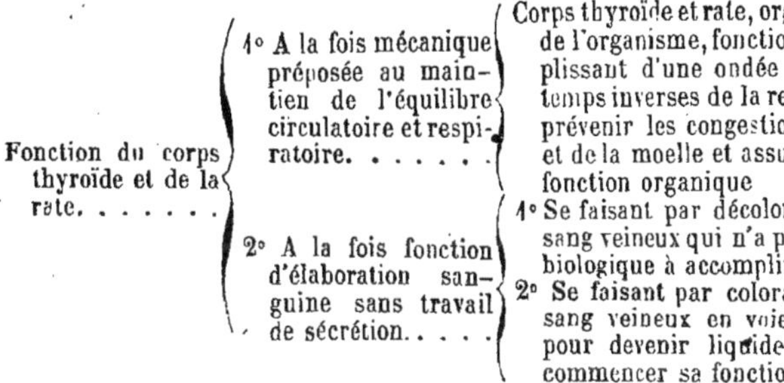

Fonction du corps thyroïde et de la rate.	1° A la fois mécanique préposée au maintien de l'équilibre circulatoire et respiratoire.	Corps thyroïde et rate, organes de sûreté de l'organisme, fonctionnent en s'emplissant d'une ondée de reflux aux temps inverses de la respiration pour prévenir les congestions du cerveau et de la moelle et assurer ainsi toute fonction organique
	2° A la fois fonction d'élaboration sanguine sans travail de sécrétion. . . .	1° Se faisant par décoloration du vieux sang veineux qui n'a plus de fonction biologique à accomplir. 2° Se faisant par coloration du jeune sang veineux en voie de formation pour devenir liquide nourricier et commencer sa fonction biologique.

Pour ne pas laisser d'équivoque sur ce que nous entendons par équilibre circulatoire et respiratoire, nous nous voyons dans la nécessité de développer quelques-unes de nos réflexions sur le rapport qu'il y a entre la position du cœur et du diaphragme vis-à-vis de l'organisme. Leur position naturelle est à l'union du tiers supérieur avec les deux tiers inférieurs du corps humain. Supposons momentanément qu'ils soient placés à la partie moyenne, et suivons les conséquences forcées de cette hypothèse. Dans cette situation, le cœur, restant constitué tel qu'il est, aurait à recevoir dans ses oreillettes, pendant l'inspiration, le sang veineux qui aurait payé tribut de nutrition à la moitié supérieure du corps, et pendant la durée de l'expiration, le sang qui aurait payé tribut de nutrition à la moitié inférieure. Ces deux moitiés étant égales par hypothèse, auraient besoin, pour se nourrir, d'une même quantité de sang, qui pour se verser dans la même cavité des oreillettes n'aurait à employer que la même durée. Qu'eût imposé au diaphragme une telle situation du cœur? Forcément une même durée dans les deux temps de sa fonction physiologique de muscle balancier contractile et partant une même durée dans les deux temps de la respiration. Mais telle n'est pas la position du cœur et du diaphragme vis-à-vis de l'organisme. Aussi les temps respiratoires ne sont-ils pas égaux. Ces développements, qui pourraient paraître fastidieux, ont cependant leur raison d'être, pour bien faire saisir la corrélation intime qu'il y a entre les phénomènes circulatoires et respiratoires. Leur régularité est parfaitement combinée en proportion définie, ainsi que leur entrave qui ne peut être presque que simultanée dans le cas où elle se produit ; en effet, le poumon, vrai foyer organique dont la cage thoracique est le soufflet de forge, représente le viscère d'engrenage du système vasculaire avec le système respiratoire. Qu'on nous permette un langage figuré, et nous dirons volontiers que c'est dans la trame pulmonaire que viennent *s'engrener les deux principales roues de l'organisme, celles dont le jeu est le plus essentiel à l'entretien de la vie. L'une d'elles, la roue respiratoire, est mise en mouvement par l'air atmosphérique; l'autre, la roue circulatoire, l'est par le courant sanguin.* Toute entrave de l'une d'elles retentit sur le mouvement de sa congénère, *et vice versâ.* D'ailleurs, la pathologie ne nous apprend-elle pas que toute lésion pulmonaire occasionne une gêne circulatoire et que toute lésion du système vasculaire produit, par effet en retour, une gêne respiratoire ? La pneumonie, par exemple, affiche par son faciès vultueux l'entrave de circulation qu'elle amène, tandis que les rétrécissements cardiaques (surtout aortiques) signalent par leur physionomie spéciale une hématose imparfaite dans les poumons. Du mouvement régulier de ces deux roues organiques résulte l'accomplissement régulier de toute fonction physiologique. De la moindre irrégularité de ce mouvement résulte pour le corps humain une irrégularité qui peut devenir générale et retentir sur toute fonction. Comme conséquence immédiate on constate une anomalie dans le produit du travail de la roue respiratoire et de la circulatoire, c'est-à-dire qu'il y a à la fois augmentation de chaleur animale produite et accélération dans la vitesse des tours de la roue circulatoire ; il y a, en un mot, peau chaude et accélération du pouls, *c'est-à-dire production des deux symptômes pathognomoniques de cet état que les auteurs appellent fièvre, grand mot vague encore qui dit tout et ne dit rien.*

Ce mot, à notre avis, ne sert bien qu'à peindre la situation d'un organisme dont les deux roues d'engrenage précitées cessent de se mouvoir avec leur rhythme physiologique normal pour commencer dès lors à *fonctionner pathologiquement* avec un rhythme anormal. Après une telle digression, pourtant indispensable, il n'y aura plus lieu de se demander le sens de cette expression : *équilibre circulatoire et respiratoire.*

Notre tableau synoptique semble indiquer que dans le corps thyroïde, simultanément avec le travail de coloration des globules du jeune sang, aucun travail de sécrétion ne se fait aux dépens des vieux globules décolorés. Nous n'osons l'affirmer d'une façon absolue d'après un fait saillant qui nous a frappé une seule fois pendant nos longues recherches. *Ce fait est patent dans l'existence d'un petit orifice que nous eûmes occasion de découvrir à un centimètre au-dessous du ventricule droit du larynx, après y avoir été conduit pour ainsi dire par un petit cordon blanc que nous avons suivi par dissection de la substance thyroïdienne du lobe droit au point indiqué, en passant obliquement au-dessous et en arrière de la lame cartilagineuse droite.* Sans idée préconçue dans nos recherches, nous considérâmes ce cordon blanc, semblable à un nerf, comme un canal excréteur. *Ce qu'il y a de curieux, c'est qu'en pressant l'organe thyroïdien dans une main, on pouvait voir au même instant suinter par l'orifice indiqué un liquide blanc-rougeâtre légèrement visqueux qui soulevait une pellicule blanchâtre analogue à celle qui recouvre l'ampoule de Vater.* Dans l'intérêt de la science, ce fait nous parut assez important pour qu'il fût mis hors de toute contestation par l'*évidence d'une épreuve photographique* prise sur la pièce anatomique même. Nous nous empressâmes de montrer cette nouvelle découverte à M. Gaston, prosecteur habile de l'Ecole de médecine de Grenoble, qui plusieurs fois, ainsi que M. Sénebier, interne distingué, nous ont été utiles dans nos injections. Ce cordon blanc trouvé et admis, à raison de l'orifice qui paraissait le terminer, comme canal excréteur thyroïdien, il nous vint à l'esprit de lui attribuer l'excrétion du liquide visqueux aperçu dans le larynx et qui, d'autre part, reste souvent collé aux doigts de celui qui malaxe la substance thyroïdienne. *Un tel liquide aurait, d'après nous, pour mission physiologique de lubrifier les cordes vocales exposées à la dessiccation par l'évaporation continue de leur surface sous l'influence du courant d'air d'inspiration et d'expiration, et de favoriser par une onction de colophane organique liquide leurs vibrations sonores. D'une telle colophane, les sympexions de M. le professeur Charles Robin constitueraient la poussière tenue en suspension dans le liquide visqueux intra-vésiculaire.* Pour faire photographier nettement notre trouvaille anatomique, nous avons dû *luxer les lames cartilagineuses latérales sur les articulations du cartilage médian en forme de boussole, comme l'a signalé le premier, notre oncle M. le docteur Rambaud, qui a pour ainsi dire découvert cette partie médiane du cartilage thyroïde, qui avant lui n'avait été que vaguement entrevue.* Après avoir vu la peine qu'il s'est donnée à l'amphithéâtre de Clamart, alors qu'il était prosecteur des hôpitaux de

Paris, 1858 à 1862, pour bien montrer à ses élèves sa découverte, nous nous faisons un devoir de reconnaissance aujourd'hui d'attirer l'attention sur la restitution scientifique qui lui serait justement due, dans le cas où on oserait la contester à ses labeurs. (Voir *Splanchnologie* de M. Sappey, p. 377.)

La fonction du corps thyroïde nous paraissant maintenant établie suffisamment, avons-nous la connaissance de certains actes physiologiques qui nous permettent de la surprendre en action ? Evidemment, ces actes sont les efforts de l'accouchement naturel. Dans quelle situation physiologique se trouve l'organisme d'une femme en effort d'accouchement ? Il est à l'état d'expiration forcée et prolongée ; d'où fonction forcée et prolongée du corps thyroïde et ce relief de l'organe qu'ont parfaitement observé tous les médecins accoucheurs à la partie antérieure du tiers inférieur du cou. Dans un tel moment, le corps thyroïde se trouve pour ainsi dire surpris dans l'exercice de ses fonctions par un œil observateur. Avec une telle fonction reconnue, pouvons-nous trouver la clef de l'explication de certains phénomènes physiologico-pathologiques tels que celui de la boule hystérique, ainsi que des symptômes (bâillement et pandiculations) qui précèdent un tel accès ? Ces phénomènes, qui certainement ont leur raison d'être, peuvent, croyons-nous, être logiquement rapportés à l'ondée de reflux qui vient emplir le corps thyroïde outre mesure et comprimer la trachée, d'où la sensation de boule qui monte à la gorge, le besoin de bâiller pour agrandir la trachée comprimée, et celui d'étendre les bras pour permettre une plus grande dilatation de la cage thoracique devant ainsi diminuer et anéantir l'ondée de reflux. L'entrave circulatoire qui a occasionné cette ondée excessive persistant, celle-ci monte dans l'encéphale, comprime le cerveau, et de là ces impressions cérébrales par cause sanguine veineuse qui se traduisent en sensations bizarres et désordonnées qu'indiquent au dehors des mouvements semblables dans les différentes parties du corps. A ce compte-là, toute attaque hystérique, d'après notre manière de voir, aurait pour cause immédiate une compression cérébrale produite surtout par sang veineux. Cette manière d'interpréter l'hystérie nous conduit à admettre volontiers que, très-souvent, l'épilepsie peut avoir la même cause, et que le sentiment de l'*aura epileptica* est très-probablement dû à la sensation de l'ondée de reflux considérable qui, en amenant un vrai choc en retour dans tout l'arbre circulatoire, parcourt avec la vitesse de l'éclair l'organisme tout entier.

Il est temps de nous demander quel est le trait physiologico-pathologique qui de la fonction thyroïdienne lie l'excès forcé au développement initial de l'état pathologique appelé goître; ou plutôt de chercher à comprendre comment une telle fonction peut se prêter au développement de la congestion thyroïdienne qui en est le premier degré. Partons de ce principe de physiologie: dans un organisme complétement développé, bien constitué, et placé dans des bonnes conditions hygiénique restant les mêmes, le rapport entre la totalité du sang veineux et la totalité du sang artériel est constant. Représentons-le par le nombre deux, chiffre que paraissent indiquer les vaisseaux d'importation veineuse au cœur au nombre de deux à l'égard du grand vaisseau d'exportation artérielle, qui est unique à son origine (crosse de l'aorte). Faisons maintenant fonctionner le corps thyroïde : *il s'imbibe, durant l'expiration, d'une ondée de reflux qu'il soutire au courant veineux descendant pour la lui rendre pendant l'inspiration, alors que la rate la reprend au courant veineux ascendant pour la lui rendre pendant l'expiration. L'équilibre respiratoire et circulatoire est ainsi maintenu, et il n'y a pas de raison pour qu'il soit troublé tant que le rapport normal entre la totalité du sang veineux et la totalité du sang artériel reste constant. Par contre, il le sera forcément toutes les fois que la constance normale de ce rapport sera augmentée en faveur du sang veineux. Or, elle peut l'être :*

1° Par la variation des conditions hygiéniques devenant exclusivement plus mauvaises indépendamment de la constitution organique restant la même ; 2° par la variation de la constitution organique surtout dans son encéphale, s'altérant exclusivement en dehors des conditions hygiéniques restant identiques ; 3° par l'altération simultanée de la constitution organique et des conditions hygiéniques concomitantes. Dans ce troisième cas, l'équilibre circulatoire et respiratoire sera troublé pour deux raisons valables au lieu d'une. Analysons par la pensée et suivons idéalement les phénomènes qui se passeront dans le corps thyroïde par le fait même de ces trois variations possibles. Discutons en un mot ces trois hypothèses successivement :

1° Partons de la première, admettant un organisme complétement développé, bien constitué, mais entouré de conditions hygiéniques devenues mauvaises en ce sens que l'air et l'eau ambiants sont moins oxygénés et l'alimentation moins riche en matière nutritive. Forcément, le sang veineux ayant, pour se refaire et s'artérialiser, des éléments moins oxygénés, aura besoin de plus de temps pour se refaire complétement. Il ne se refera même qu'incomplétement, et le chiffre (2), représentant d'abord le rapport normal, peut devenir à la rigueur le chiffre (3), (4), (5), (6), etc. Or, qu'imposera au corps thyroïde ce chiffre augmentant successivement? Évidemment, une quantité de sang veineux proportionnellement plus forte jusqu'au moment où les vésicules thyroïdiennes distendues à outrance, ainsi que les mailles aponévrotiques destinées à les comprimer, *forceront leur pouvoir physiologique et ne pourront plus revenir sur elles-mêmes pour expulser le sang qui les a distendues.*

C'est là que finit la fonction physiologique du corps thyroïde et que commence la fonction anormale qui produit le goître, autrement dit, sa fonction pathologique qui n'est que la première (forcée à l'excès).

Comment définir maintenant le goîtreux d'après ces dernières données? *Un individu chez lequel le sang veineux, ayant dépassé le rapport normal au sang artériel, a engorgé le corps thyroïde au point de forcer la rétractilité de ses vésicules qui, ne pouvant plus revenir sur elles-mêmes, tendent à se laisser distendre à outrance par l'ondée de reflux qu'elles n'ont plus le pouvoir physiologique de rechasser dans le torrent veineux descendant.*

Il résulte de cette définition que toutes les fois que la rétractilité vésiculo-veineuse sera encore conservée, l'affection devra s'appeler engorgement thyroïdien ou hyper-congestion, à un degré un peu plus élevé, au lieu d'être dénommée à tort goître. Il n'est pas absolument nécessaire que le rapport entre le sang veineux et le sang artériel soit augmenté en faveur du premier pour qu'il y ait simple engorgement thyroïdien. Un état inflammatoire latent ou non peut l'occasionner indirectement, car la même quantité de sang veineux venant imbiber le corps thyroïde peut en provoquer une augmentation de volume, du moment qu'une partie de sa capacité intérieure est occupée par les produits pathogéniques consécutifs à toutes inflammations et par les matériaux de coloration sanguine. En outre, dans les vallées froides et humides telles, par exemple, que celles des Alpes, de l'Isère et de la Savoie, où les engorgements thyroïdiens et goîtres sont fréquents, cet état inflammatoire est aussi très-probablement occasionné par les causes que M. le baron H[te] Larrey a assignées au développement de l'adénite cervicale chez les militaires. Ces causes, qui semblablement peuvent concourir à une adénite thyroïdienne, sont : « 1° les courants d'air froids et humides qui, en passant à travers des lucarnes latérales des guérites, viennent frapper au cou les soldats en faction ; 2° la compression exercée sur le cou par le bouton, l'ourlet grossier de la chemise, et surtout par le col d'uniforme quand il est neuf, roide, trop haut ou trop serré. »

M. le baron Larrey a très-judicieusement attiré l'attention sur ces causes, dans un mémoire qui bien des fois depuis 1851 a été hautement apprécié par des auteurs d'autorité incontestable et incontestée. Il a pour titre : *De l'adénite cervicale observée dans les hôpitaux militaires* (*Mémoires de l'Académie de médecine*, t. XVI, 1851).

Dans les vallées précitées, concourant à produire les engorgements inflammatoires du corps thyroïde, ces causes frappent non-seulement les habitants, mais encore les militaires en garnison ; comme elles sont constantes, elles produisent grand nombre d'engorgements thyroïdiens qui tendent à devenir constants par leur état chronique. Ce sont eux qui en imposent trop souvent à tort pour des goîtres dans les conseils de révision. Quand ils affectent des sujets bien constitués, ils sont curables par un traitement résolutif aidé, s'il le faut, d'un changement de climat, comme nous le démontrons avec données certaines (chiffres) à la fin de cet opuscule. En conséquence, l'admission au service militaire, qui permet le traitement indiqué, ainsi que le changement de pays, est le remède essentiel de ces faux cas de goître. En qualité de médecin militaire, nous croyons de notre devoir d'appeler l'attention sur ce sujet, afin que, désormais, les simples engorgements thyroïdiens que l'on continue à tort d'appeler goîtres, ne soient plus considérés comme un cas d'exemption du service militaire et ne fassent plus perdre à l'Etat de robustes soldats, grâce au progrès de la science qui chaque jour fait un grand pas.

Autrement, il n'y aurait pas de raison pour qu'on n'arrivât pas à réformer tous les militaires affectés de ce qu'on a appelé sans raison jusqu'à aujourd'hui goître épidémique.

Avec un pareil compte l'on arriverait à réformer par erreur une partie assez considérable des troupes des Alpes, de l'Isère et de la Savoie, qui sont souvent atteintes épidémiquement de la susdite congestion. Durant l'année qui vient de s'écouler, l'engorgement thyroïdien épidémique a surtout affecté la garnison de Grenoble et a cédé aux résolutifs Jodès, aidés rarement de la convalescence relativement au nombre de cas. Au 3e bataillon de chasseurs, sur soixante-neuf atteints du moins au plus, six ont dû être envoyés à l'hôpital, dont quatre de là en convalescence (du 18 mai 1869 au 5 avril 1870).

Il est à remarquer que partout où s'observent l'engorgementt hyroïdien et le goître il y a analogie de sol (nature et conformation) et de climat qui paraissent l'imposer. En effet, toutes les vallées goîtreuses encaissées au fond du sommet tronqué d'un vrai entonnoir de montagnes neigeuses reçoivent leurs eaux du résultat de la fonte des neiges. Celles-ci, devenues aqueuses, s'infiltrent immédiatement dans les roches pour gagner la veine qui doit venir les faire sourdre dans la vallée. Cette infiltration immédiate ne leur laisse pas le temps de rester suffisamment au contact de l'air extérieur pour lui emprunter la quantité convenable d'oxygène de toute bonne eau potable. Bien plus, le peu d'air et d'oxygène qu'elles tiennent en dissolution après leur fonte est cédé petit à petit à toutes les roches métallurgiques qui en sont avides, durant tout le trajet qui existe entre le point montagneux d'infiltration et le point d'origine de la source dans la vallée. Aussi de telles eaux ont une saveur indéfinissable qui fait dire aux habitants *qu'elles sont crues.* En général, elles sont froides et âpres et produisent, en les buvant, une sensation *sui generis* qui très-probablement est due à leur manque d'air, d'oxygène, de lumière et de chaleur. Ce sont des eaux étiolées pour ainsi dire qui du point de leur origine aqueuse à celui où elles sourdent comme source ont éprouvé une filtration rocheuse presque verticalement opérée, laquelle leur a enlevé leurs principes indispensables d'eau potable pour en faire une espèce d'eau distillée naturellement.

Or, on sait que l'eau distillée n'est pas favorable à une bonne digestion par cela même qu'elle est purgée d'air et d'oxygène (éléments réparateurs du sang). Il s'ensuit qu'une telle eau, qui tend à faire augmenter la proportion du sang veineux aux dépens du sang artériel (le seul vivificateur), se prête indirectement par sa désoxygénation aux congestions veineuses céphaliques et partant thyroïdiennes qu'elle prépare de loin. Sa pénurie a été constatée plusieurs fois chimiquement ; de nouvelles analyses sont encore nécessaires. Qu'à cette cause, constamment imminente dans les vallées en question, on joigne les mauvaises conditions hygiéniques de la misère dont le résultat définitif est encore d'augmenter le sang veineux, et il devient facile de s'expliquer logiquement le développement de l'engorgement thyroïdien et du goître qui en est le maximum morbide. Ce n'est pas tout : dans de tels pays, toutes les mauvaises chances se prêtent la main pour produire un effet pathologique commun. En effet, la conformation très-accidentée du sol commande sans cesse des montées et des descentes alternatives ou successives. Par la variation due à l'accélération surtout des mouvements de respiration et de circulation ; celles-ci rompent forcément l'équilibre circulato-respiratoire ; d'où la congestion sur un point de l'organisme qui le plus souvent est céphalique et par conséquent thyroïdien. Cette dernière cause, qui agit constamment, même lorsque le rapport des deux sangs est resté normal, devient très-efficace *à fortiori* lorsque ce rapport est augmenté. Pour deux raisons au lieu d'une, l'engorgement thyroïdien menace de se produire.

Il n'est pas sans intérêt d'observer que les épidémies de goître dit épidémique sévissent surtout aux époques de la fonte des neiges (grande à partir du mois de juin, petite à partir du mois de mars, surtout quand l'hiver a été pluvieux; celle de l'année dernière commença surtout en juillet; il y a eu une recrudescence en automne et en fin février dernier). En définitive, il nous paraît rationnel, d'après cet ensemble de réflexions, de poser en conclusion devenant axiome, que : tout pays neigeux montagneux, perforé de vallées encaissées, impose à ses habitants par son sol et son climat l'engorgement thyroïdien et le goître qui en est le dernier terme. L'identité de climat provient de l'identité de sol (nature et surtout conformation). En effet, les pays très-accidentés, constamment neigeux, ont à subir, imposées par leur conformation principalement, toutes les chances morbides des variations de température particulières aux climats froids et humides. Ce sont de grands courants d'air tantôt secs, tantôt chargés de vapeur d'eau, selon les variations et les saisons. Il s'ensuit qu'ils contiennent eux-mêmes leurs ennemis pathologiques, c'est-à-dire les trois grands facteurs de la congestion thyroïdienne et du goître : 1° La nature rocheuse et métallurgique du sol désoxygène et étiole pour ainsi dire l'eau des sources de la vallée. Tendant ainsi à priver le corps humain d'une grande source d'oxygène, elle implique la nécessité d'augmenter le sang veineux aux dépens du sang artériel en l'élevant au-dessus du degré normal. C'est une cause accélératrice constante de l'engorgement thyroïdien. 2° Sa conformation accidentée, pour accélération des battements du cœur et des mouvements respiratoires nécessités par les montées et les descentes alternatives ou successives qui amènent les essoufflements des montagnards, rompt l'équilibre circulato-respiratoire ; de la congestion céphalique et thyroïdienne, puisqu'il a été démontré que l'une ne va pas sans l'autre ; 3° les courants d'air sec, froid ou humide, troublent incessamment l'équilibre fonctionnel de l'évaporation cutanée qu'ils accélèrent ou ralentissent selon que, d'après les lois de la physique, ils contiennent plus ou moins de vapeur d'eau. De là résulte une variation continue dans la perspiration insensible et irritation permanente des glandules et glandes sous-cutanées le plus laissées à découvert, telles que celles du cou, par exemple. Cette troisième cause générale, toujours imminente comme les autres du reste, nous paraît suffisante bien des fois pour produire à elle seule les engorgements thyroïdiens qu'on observe même chez des soldats bien constitués, robustes et d'un tempérament sanguin. C'est à elle que, sans être trop exclusif, nous attribuons la plupart des simples congestions thyroïdiennes traitées à la chambre, au 3e bataillon de chasseurs à pied.

Les trois causes générales précitées, provenant directement du pays et de son climat, se prêtent le plus souvent la main pour concourir à un même résultat pathologique.

Connaissant maintenant en quoi consistent l'engorgement thyroïdien et le goître ainsi que les causes qui tendent à les produire, leur traitement médico-chirurgical vient rationnellement à l'esprit. Il s'adresse à deux indications principales :

1° Faire cesser toutes les causes qui augmentent le sang veineux aux dépens du sang artériel (*sublatâ causâ tollitur effectus*) ;

2° Faire la ligature du canal d'implétion jugulo-thyroïdien pour obtenir l'atrophie du corps thyroïde semblablement à ce qu'avait produit la compression de la veine jugulaire interne par le cancer énorme de la glande sous-maxillaire signalé, en anatomie pathologique, comme second fait probant de nos idées sur la fonction du corps thyroïde, au début de notre opuscule. Ce traitement chirurgical n'a sa raison d'être pratiqué qu'après avoir préalablement appelé un afflux de sang dérivé dans les régions abdominales inférieures, afin de prévenir les accidents cérébraux dus à la quantité de sang veineux qui, ne pouvant plus prendre place dans le corps thyroïde, pourrait provoquer des congestions cérébrales si elle n'était appelée par dérivation vers les parties inférieures du corps qui n'ont rien à risquer. Après avoir obtenu la cessation de toutes les causes générales du goître, c'est-à-dire de toutes celles qui augmentent la proportion du sang veineux, un tel traitement ne peut être que très-efficace.

Il est temps d'aborder la deuxième hypothèse par laquelle nous admettons que, les conditions hygiéniques restant les mêmes, l'organisme cesse d'être identique surtout dans sa constitution céphalique, et que, par exemple, par suite d'affections cérébrales entraînant des dépôts inflammatoires, sa capacité crânienne d'abord normale, comparativement à la moyenne, est accidentellement diminuée.

Que se passerait-il forcément, le rapport du sang veineux au sang artériel représenté par le chiffre 2 étant resté le même ?

La quantité de sang représentée par ce chiffre devant parcourir dans le même temps un espace dont la capacité est diminuée, ne pourra circuler librement avec le même rhythme. Il y aura alors fatalement reflux du trop-plein vers l'organe thyroïde et possibilité de génération de goître par le mécanisme déjà indiqué. Un tel organisme ayant cessé accidentellement d'être identique dans la partie céphalique, sera dans la même situation que certains organismes venant au monde mal constitués, avec défaut d'harmonie entre la capacité de l'encéphale et le volume de tout le corps, organismes qui appartiennent aux individus dénommés crétins. L'anatomie comparée a parfaitement démontré chez eux le défaut d'harmonie mentionné. Leur capacité crânienne trop petite relativement à la quantité abondante de sang veineux qu'elle devrait contenir (nutrition s'accomplissant mal) force le reflux du sang veineux vers le thyroïde qui s'engorge à l'excès et se sacrifie en vain pour dégorger le cerveau. Dans leur organisme défectueux, les fonctions se faisant mal, augmentent progressivement la quantité du sang veineux ; de là congestion continue et partant compression.

Il n'est pas étonnant que leur intelligence, qui préside à un cerveau comprimé, de la mise en fonction duquel elle a pourtant besoin pour se traduire, ne soit elle-même comprimée au figuré et ne se manifeste que d'une manière obtuse, à la façon des sons qu'un excellent musicien même ne pourrait tirer justes, n'ayant à sa disposition, pour les produire, qu'un mauvais instrument qui ne rendrait que de fausses notes. Il est acquis depuis longtemps à la science physiologique que la congestion cérébrale surtout veineuse paralyse les phénomènes intellectuels du moins au plus. N'est-il pas de la remarque d'un chacun que l'on n'a pas la même aptitude intellectuelle à tous les moments de la journée, surtout après le repas, alors que durant le travail digestif il se fait vers le cerveau une certaine congestion qui peut aller jusqu'à occasionner le sommeil ? Pendant toute la durée de ce travail, la même intelligence préside bien à un même cerveau de la coopération duquel elle a besoin pour se révéler; mais les dispositions matérielles de l'encéphale ont changé momentanément et se sont prêtées moins bien à la manifestation des phénomènes intellectuels, exprimés par conséquent avec moins de lucidité que préalablement. Cessons cette légère digression, qui a pourtant trait au sujet, pour arriver à la troisième hypothèse.

3° Enfin revenu à la troisième hypothèse, c'est-à-dire à l'organisme adopté pour terme de comparaison, faisons varier à la fois par supposition, et sa constitution dans sa partie céphalique surtout, et les conditions hygiéniques concomitantes.

Admettons, comme données, une individualité possédant une capacité crânienne rétrécie comparativement à la moyenne, et étant placée dans de mauvaises conditions hygiéniques. Que se passera-t-il *à fortiori* dans son encéphale et son corps thyroïde?

Il ressort évidemment de tout ce qui a été établi antérieurement que pour deux raisons valables au lieu d'une, il y aura congestion cérébrale et thyroïdienne, et génération presque forcée de goître.

C'est dans de telles conditions que se trouve un certain nombre d'individualités malheureuses nées avec conformation crânienne défectueuse de parents crétins, et placées, par comble de malheur, dans une situation hygiénique déplorable. Il nous a été donné d'en observer plusieurs dans certains villages des Hautes-Alpes.

Comment donc définir le crétin d'après ces considérations établies ?

Un individu venu au monde avec un organisme défectueux, surtout dans sa partie céphalique, qui semble le condamner à avoir continuellement le cerveau comprimé par un trop-plein de sang veineux que ne suffit pas à dissiper l'engorgement du corps thyroïde se sacrifiant en vain pour remédier à ce que la nature, contre son habitude, semble avoir fatalement préparé, par un écart dans son œuvre, saltu naturæ.

Est-il possible maintenant de répondre d'une façon logique à ces deux questions ?

1° *Pourquoi tous les crétins ne sont-ils pas goîtreux ?*

2° *Pourquoi tous les goîtreux ne sont-ils pas crétins ?*

Avant de répondre directement à chacune de ces questions, nous nous empressons de convenir que beaucoup de crétins sont goîtreux, et réciproquement, pour la même raison : excès de sang veineux qui non-seulement engorge le cerveau d'une façon continue, mais encore le corps thyroïde.

Dire que beaucoup de crétins sont goîtreux, et réciproquement, c'est reconnaître que chez eux le sang veineux est tellement abondant qu'il a engorgé le cerveau et le corps thyroïde au point même de forcer le pouvoir physiologique de rétractilité de ce dernier organe ; car, si on se le rappelle, c'est la condition physiologico-pathologique, *sine quâ non*, du développement initial du goître, d'après ce qui a été démontré antérieurement. Ce préambule indispensable nous permet maintenant de répondre directement aux deux questions posées.

1° Il y a des crétins qui ne sont pas goîtreux, parce que le corps thyroïde n'est pas fatalement condamné à perdre toujours son pouvoir physiologique, et qu'alors il continue à rendre au torrent veineux descendant, pendant l'inspiration, autant de sang qu'il en a reçu pendant l'expiration ;

2° Il y a des goîtreux qui ne sont pas crétins, parce que chez ceux qui paraissaient condamnés à l'être pour compression cérébrale, par une heureuse prévoyance de la nature, le plus petit organe et le moins essentiel (corps thyroïde devenu goîtreux) s'est sacrifié en faveur du plus grand indispensable (cerveau). L'engorgement continu thyroïdien a remplacé l'engorgement cérébral qu'il a dissipé, pour ainsi dire.

Après avoir défini le corps thyroïde, sa fonction, le goître et le crétinisme, en nous basant sur la définition adoptée du goître, il nous paraît possible d'établir une classification qui le distingue des engorgements thyroïdiens.

Rétractilité vésisiculo-veineuse	conservée avec coexistence d'un état inflammatoire latent.	1er Degré, simple engorgement. . .	épidémique, facilement curable.
		2e Degré, hypercongestion. . . .	épidémique, moins facilement curable.
	non conservée (forcée), sans coexistence d'état inflammatoire latent	Goître non épidémique, asthénique, presque incurable, coïncidant souvent avec le crétinisme.	

D'après cette classification, il vient assez volontiers à l'esprit de croire que les goîtres dits épidémiques, si facilement curables, ne sont que de simples engorgements thyroïdiens produits sous l'influence d'un état inflammatoire latent qui diminue la capacité des vésicules thyroïdiennes par le dépôt de produits pathogéniques dans leur intérieur, en même temps qu'il favorise par lenteur circulatoire dans le corps thyroïde une accumulation plus considérable de la matière colorante du sang veineux.

La fonction du corps thyroïde se trouve alors gênée, en ce sens qu'une même quantité ne peut venir se loger dans ses vésicules qu'à la condition de les distendre du moment qu'une partie de leur capacité est occupée par des produits pathogéniques et la matière colorante en plus grande proportion. Cette distension, secondée morbidement par la cause d'adénite thyroïdienne indiquée par M. le baron Larrey, produit l'engorgement apparent du corps thyroïde sans lui faire perdre son pouvoir de rétractilité. Il dure autant que l'inflammation thyroïdienne, qui en est la première cause, et cesse avec elle. Aussi voit-on guérir même facilement par le traitement résolutif tous les engorgements thyroïdiens. C'est la remarque judicieuse de M. le médecin-major Ferru, qui a institué le traitement iodé interne pour toutes les simples congestions thyroïdiennes traitées à la chambre, sans qu'il soit même besoin d'exempter les hommes de service. Prises au début, ces congestions, traitées deux fois par jour avec une grande cuillerée de solution de iodure de potassium, 10 + 5, etc. (5 gr. de teinture d'iode et 1000 grammes d'eau), guérissent assez facilement. Les hyper-congestions rebelles sont soumises en outre, à l'infirmerie, à un badigeonage avec la teinture d'iode de la partie inférieure du cou. Celles qui sont réfractaires à la guérison par ces deux modes de traitement sont envoyées à l'hôpital. Du 18 mai de l'année dernière au 5 avril de cette année, 69 chasseurs du 3e bataillon ont reçu des soins pour engorgements thyroïdiens à différents degrés. Vingt-quatre, dont seize guéris complétement aujourd'hui et deux restants, ont dû entrer à l'infirmerie pour hyper-congestion ; six ont été envoyés à l'hôpital, et parmi les quarante-cinq traités à la chambre sans exemption de service, trente-sept en voie de guérison n'ont plus que le cou légèrement gros.

En résumé tout ce qui a été exposé au sujet du corps thyroïde a concouru en définitive à l'établissement, sur des raisons logiques, des questions suivantes : fonction du corps thyroïde ; ses rapports de solidarité avec celle de la rate et du liquide encéphalo-rachidien ; fonction de la veine azygos (goître, crétinisme) ; fonction spéciale du diaphragme et de ses piliers ; fonction spéciale des aponévroses du cou ; durée différente des deux temps de la respiration.

A ces questions, la science, au courant de laquelle nous n'avons pas la prétention d'être, nous semble presque n'avoir répondu jusqu'à présent encore que par des points d'interrogation.

Sentant nous-même combien sont insuffisantes nos longues recherches, nous nous consolons avec l'espoir de les continuer et la ferme conviction que pour trouver même peu il faut chercher beaucoup et longtemps.

Dans le courant de l'exposition de nos idées sur le corps

thyroïde et sa fonction, nous avons dû employer les mots *goître* et *plexus*. Pourquoi n'aurions-nous pas le courage d'avouer franchement que c'est à regret? car ce sont de ces mots vides de sens qui ne signifient rien en confondant tout. Qui dit plexus, semble dire enchevêtrement désordonné et labyrinthique, à la disposition anatomique duquel ne préside aucune raison physiologique ; et qui dit goître, ne dit pas davantage en pathologie. *Ce sont de ces mots ronflants qui servent à voiler l'ignorance de ceux qui les emploient sans les définir ; jetés comme des ponts invalides sur les lacunes de la science qu'ils ne peuvent combler.* Cependant, dans la création, tout atome a sa raison d'être, et est soumis à des lois physico-chimiques et physiologiques immuables : *Mineralia sunt et crescunt ; vegetabilia sunt, crescunt et vivunt ; animalia sunt, crescunt, vivunt et sentiunt ; homines autem sunt, crescunt, vivunt, sentiunt atque volunt.*

Nous nous faisons un devoir de produire, accompagnées de quatre épreuves photographiques et trois figures schématiques explicatives, deux planches dessinées d'après nature sur deux préparations anatomiques faites sur deux sujets légèrement goîtreux. L'une a été préparée dans l'établissement de Naugeat, près de Limoges ; la seconde, dans l'amphithéâtre de son école de médecine, en 1866, alors que le 49e régiment de ligne, auquel nous appartenions, tenait garnison dans cette ville. A l'aide de ces deux planches, dont l'une n'est que grossièrement ébauchée, on pourra pourtant se faire encore une idée juste des grosses veines thyroïdiennes mal dénommées et disposées en encadrement autour du corps thyroïde dans la profondeur duquel elles envoient des rameaux d'imbibition. La planche n° 2, quoique plus grossièrement dessinée que la planche n° 1, tout en étant exacte pour la région thyroïdienne, nous a paru plus précieuse au point de vue pathologique, car elle nous montre la veine jugulaire interne droite très-dilatée, et ventrue, pour ainsi dire, dans tout le chemin que parcourt l'ondée de reflux depuis le cœur jusqu'au point d'origine du canal veineux jugulo-thyroïdien. Toute la dilatation de la veine existe au-dessous de ce point et non au-dessus, ce qui nous démontre bien encore que l'ondée de reflux va se loger provisoirement dans le corps thyroïde, conduite qu'elle est par le canal jugulo-thyroïdien, et qu'une partie minime de cette ondée seulement remonte dans l'encéphale. Cette veine étant plus dilatée que la veine de la planche n° 1, devait apporter au corps thyroïde une plus grande quantité de sang de reflux, et partant le dilater davantage ; aussi voyons-nous dans la planche n° 2 le corps thyroïde plus volumineux et plus déformé que dans la planche n° 1.

Une partie de nos idées que nous venons d'émettre au sujet du corps thyroïde et de sa fonction, a été par nous exposée verbalement pour la première fois, en séance publique, au congrès scientifique de Limoges, fin de décembre 1866. Modestie à part, nous éprouvâmes alors la satisfaction de voir encourager nos recherches par la mention au premier rang des travaux de médecine, de notre dissertation sur le corps thyroïde et sa fonction, grâce à la bienveillance de MM. les juges du congrès, qui avaient cédé la présidence à l'honorable M. le docteur Bardinet. *Depuis* 1864, *il nous a été possible de disséquer ou préparer* ad hoc, *selon l'objet de l'étude, plus de* 150 *fois la région thyroïdienne pour étudier sa constitution vésiculo-veinoso-aponévrotique.* D'après les procédés avec lesquels nous nous étions familiarisé aux amphithéâtres de Clamart à Paris, de 1858 à 1860, alors qu'ils nous ont été enseignés par notre oncle, le docteur Rambaud, prosecteur à cette époque, nous avons, à tour de rôle, hydrotomisé, injecté avec liquides colorés et mercure le corps thyroïde étudié avec une forte loupe dans sa structure. Pour la dissection, très-souvent nous avons dû faire usage de deux pinces comme dans les ligatures pour dissocier les éléments celluleux qui entourent les vaisseaux au lieu de les couper avec le scalpel. L'hydrotomie prolongée du corps thyroïde, avec laquelle on peut produire des goîtres artificiels, nous a servi beaucoup pour l'étude de la structure thyroïdienne. Rien de facile comme de disséquer avec deux pinces, étalé sur liége après dessiccation, un corps thyroïde qui a été hydrotomisé. Ce n'est également qu'après une longue injection aqueuse (filet d'eau continu) que l'injection au mercure donne de bons résultats. Après une telle injection, les coupes de la substance en tous sens font sortir des globules de mercure de différentes grosseurs à partir de celles de la poussière la plus fine qui mesure le diamètre des canalicules les plus petits.

Sachant que la critique plus que l'art est facile à l'humanité, nous nous attendons à voir accuser nos convictions de n'être qu'un assemblage de vues systématiques et théoriques; aussi prenons-nous l'initiative de répondre d'avance qu'étant homme, nous avons eu la prétention de ne faire que ce qui est humainement possible, d'après la phrase sublime de l'illustre Andral :

« Les principes qui ont dominé la médecine et qui « presque tous ont à la fois retardé et accéléré ses progrès « n'ont été que des points de vue divers sous lesquels ceux « qui ont créé ces systèmes ont successivement envisagé la « vérité. Ce sera toujours un besoin pour notre intelligence « de ramener les faits, à mesure qu'elle les découvre, au « point de vue le plus général possible ; ainsi se formule « le passé, se féconde le présent et se prépare l'avenir. » (*Clinique médicale*, Paris, 1839, t. I, p. 6.)

Nous savons trop bien que *errare humanum est* pour avoir la prétention de nous croire dans le vrai depuis le premier mot jusqu'au dernier ; mais nous savons aussi que *bien que la vérité comme l'avenir absolument* ne soient à personne, mieux vaut marcher que rester immobile, et être même trompé à la rigueur par l'apparence vraisemblable du faux, car l'erreur de bonne foi provoque la vérité, dont elle est une parcelle déchue. Nous ne serons pas le dernier auquel on reprochera des théories. Le premier, Hippocrate lui-même, a subi de tels reproches. Cependant, dit avec raison M. le docteur Massiou (*De la fièvre* ; *thèse*, Paris, 1848) : « Une science sans théorie, ce n'est pas une science,

« c'est une collection. La théorie peut être le mensonge « des faits, mais elle en est aussi l'esprit et la logique ; elle « est toujours l'aiguillon de la recherche et le couronne- « ment de l'invention. Si le père de la médecine n'eût « pas fait de théorie, il ne nous eût pas laissé de doctrine. « Accuser aujourd'hui la sienne d'imperfection, ce serait « se tromper de point de vue et demander que l'illustre « vieillard fît l'œuvre de tous les temps. » (Page 23, Mémoire couronné du docteur Mandon, de Limoges, *De la fièvre thyphoïde*, 1864.)

Nous devons néanmoins affirmer que, durant toutes nos recherches et interprétations, *il nous a semblé subir l'inspiration de la vérité, qui fait qu'on ne veut et qu'on ne peut être le disciple de personne. Aussi, que notre opinion soit actuellement acceptée ou non, comme elle est pour nous l'expression de la réalité, elle nous élève à la juste fierté scientifique de ne nous courber, à l'égard de notre question, devant aucun contemporain, par cela même qu'aucun certainement n'a pâli devant elle autant de fois que nous-même. L'avenir seul, à la justice duquel nous avons pleine confiance, est capable de nous juger et de prononcer, après vérification, sur le vrai et le faux du produit de nos recherches. Ne pensant comme personne en pareille matière, nous devons être nous-même et partant exclusif, dussions-nous encore une fois, en qualité de jeune et bien petit savant, passer à l'épreuve scientifique d'usage, c'est-à-dire être traité de fou par une minorité de la camaraderie médicale, bien mince heureusement.*

Le travailleur n'a que faire des calomnies de ses détracteurs ; il sait qu'il a assez de patience, c'est-à-dire de force, pour creuser la mine scientifique capable de les faire sauter. La calomnie passe, la vérité seule reste et est éternelle ; elle peut être momentanément martyrisée ; elle a besoin de supplices pour être victime, renaître plus triomphante et apparaître ensuite dans toute sa splendeur. Un travail opiniâtre seul est capable de la concevoir, de l'enfanter et de la faire ressusciter sublime avec les palmes dilacérées de la victoire. *Aussi, c'est libre de tout patronage, n'ayant d'autre mobile que la passion du réel et le désir de nous rendre utile, que nous avons voulu chercher, voir, trouver, toucher du doigt, comparer, juger et bâtir enfin par nous-même avec les matériaux glanés, durant cinq années de recherches, l'édifice de nos convictions sur les fonctions du corps thyroïde et de la rate, que nous avons la persuasion d'avoir découvertes.* Nous nous sommes fait un devoir sacré de ne consulter aucun travail original sur ces deux derniers organes, de peur qu'en suivant les procédés de nos prédécesseurs qui n'ont pas réussi, nous ne fussions conduit comme eux à faire fausse route, d'une part, et exposé, de l'autre, à être gêné dans nos interprétations personnelles, restant influencé et imbu de leurs idées. L'auteur que nous avons continuellement consulté, modestie à part, c'est nous-même. N'ayant confiance, du reste, qu'à la vérité et à notre courage, nous avons été soutenu dans nos longs et pénibles labeurs par *les charmes que la science n'accorde qu'à ceux qui, après avoir rompu avec toute futilité mondaine, dont ils ont reconnu la vanité, se vouent entièrement à elle, et ne comptent plus avec le temps et la patience qu'ils emploient à l'étude des merveilles de la nature.*

« En effet, à la vue de cette merveilleuse organisation « où tout a été prévu, coordonné avec une intelligence et « une sagesse infinies, si bien qu'une fibre ne saurait avoir « un peu plus ou un peu moins de force sans qu'à l'instant « l'équilibre ne soit troublé et le désordre ne commence ; « quel anatomiste n'est pas tenté de s'écrier avec Galien : « qu'un livre d'anatomie est le plus bel hymne qu'il ait été « donné à l'homme de chanter en l'honneur du Créateur.

« *Sacrum sermonem quem ego conditoris nostri verum* « *hymnum compono, existimoque in hoc veram esse pietatem, non si taurorum hecatombas ei plurimas sacrificaverim, et casias aliaque sexcenta odoramenta ac unguenta* « *suffumigaverim, sed si noverim ipse primus; deinde et* « *aliis exposuerim quænam sit ipsius sapientia, quæ virtus,* « *quæ bonitas.* » (*Galien de usu part.* Livre III. Citation puisée dans l'avant-propos de l'*Anatomie*, de M. le professeur Cruveilher, p. 23.)

Qu'on me donne un chien mort, oserais-je enfin ajouter moi-même, en demandant pardon de l'expression, et en dévoilant avec la pointe du scalpel la parfaite et admirable structure de son organisme, je le ferai hurler contre un athée.

La peur de ne pas être exactement compris pour manque de clarté ou de précision nous a fait passer par-dessus la crainte d'être accusé de reproduire souvent les mêmes idées en termes différents. Comme notre but est avant tout de ne pas laisser d'équivoque sur nos convictions acquises à force de travail, nous aimons mieux, dans l'intérêt de la science, insister plus que pas assez, et pécher par excès d'amplification plutôt que par défaut.

A raison de ces considérations, nous sommes heureux de compter sur l'indulgence de nos lecteurs, que nous prions de nous pardonner le peu d'habitude que nous avons d'écrire.

FIN

Paris. — Impr. de Cosse et J. Dumaine, r. Chistine, 2.

www.ingramcontent.com/pod-product-compliance
Ingram Content Group UK Ltd.
Pitfield, Milton Keynes, MK11 3LW, UK
UKHW021113200726
13857UKWH00003B/1222